协和医学院系列规划教材

肿瘤的精准治疗

名誉主编　张抒扬

主　　编　白春梅　王颖轶

副 主 编　王　强　周　娜

中国协和医科大学出版社

北　京

图书在版编目（CIP）数据

肿瘤的精准治疗 / 白春梅，王颖轶主编. —北京：中国协和医科大学出版社，2022.8（2025.9重印）.
（协和医学院系列规划教材）
ISBN 978-7-5679-2011-8

Ⅰ.①肿… Ⅱ.①白… ②王… Ⅲ.①肿瘤－诊疗－ 医学院校－教材 Ⅳ.①R73

中国版本图书馆CIP数据核字（2022）第121006号

协和医学院系列规划教材
肿瘤的精准治疗

主　　编：白春梅　王颖轶
责任编辑：陈　佩　沈紫薇
封面设计：邱晓俐
责任校对：张　麓
责任印制：黄艳霞

出版发行：**中国协和医科大学出版社**
（北京市东城区东单三条9号　邮编100730　电话010-65260431）
网　　址：www.pumcp.com
经　　销：新华书店总店北京发行所
印　　刷：北京中科印刷有限公司

开　　本：889mm×1194mm　1/16
印　　张：9.5
字　　数：220千字
版　　次：2022年8月第1版
印　　次：2025年9月第3次印刷
定　　价：45.00元

ISBN 978－7－5679－2011－8

编 者 名 单

名誉主编　张抒扬

主　　编　白春梅　王颖轶

副 主 编　王　强　周　娜

编　　者　（按姓氏笔画排序）

马冬捷　王　强　王颖轶　白春梅　孙　昭

李　霁　李宁宁　李海龙　吴焕文　宋　兰

邵亚娟　周　娜　赵　林　侯晓荣　程　欣

管　梅

前　言

恶性肿瘤已成为我国乃至全球的主要死亡原因之一，严重危害人类生命健康。根据我国国家癌症中心及国际癌症研究机构的分析预测，我国及全球的肿瘤发病率会快速增长，肿瘤负担在未来20年内会大幅增加，社会对肿瘤专科人才的需求也将持续增加。培养高质量肿瘤专科人才是我国医疗卫生系统为缓解肿瘤负担增加、降低肿瘤患者死亡率、维护人民生命健康的关键措施。既往本专业人才培养基地多设立于肿瘤专科医院，综合医院在肿瘤专科人才系统培养体系搭建及培训教材编写等方面有所欠缺。为解决肿瘤学精准治疗教材缺乏、以往教材更新换代略缓慢等问题，并对近年来肿瘤精准诊断治疗领域的成果及发展进行系统性地总结及介绍，吸引更多有志学子投身于肿瘤研究及诊治事业，我们参考了国内外最新的行业指南、重大临床研究结果及重要参考文献，纳入近年来肿瘤诊治的新理论、新技术、新突破，结合需求，我们编写了《肿瘤的精准治疗》这本课程同步教材。

本教材的亮点及创新之处包括以下几点：首先，不拘泥于传统教材以疾病种类为主的编纂方式，而是契合“精准医疗”主题，纵向地就肿瘤研究、诊断及治疗等方面的进展进行有针对性的介绍；其次，与时俱进、紧跟学科前沿发展动态，有深入浅出的理论基础做铺垫，使刚入门的学生也能够理解精准治疗的理念；最后，与临床工作紧密联系，除肿瘤专科知识外，还纳入影像和心理等科室的相关进展，以期满足对临床专科人才知识储备广度及深度的要求。

本教材共分为5章，第一章为总论，包括3节内容：白春梅教授编写的概述、赵林老师编写的常见肿瘤的流行病学、孙昭老师与王强老师共同编写的肿瘤学研究设计。第二章汇总肿瘤精准诊断进展，包括吴焕文老师编写的分子病理检测、宋兰老师与李霁老师共同编写的影像与病理对照、程欣老师编写的PET-CT、王颖轶教授编写的肿瘤分期与疗效评价。第三章介绍肿瘤传统治疗精准化，马冬捷老师、侯晓荣老师和王颖轶教授分别编写了肿瘤外科治疗微创化、放射治疗精准化和化学治疗精准化。第四章介绍了肿瘤靶向治疗和肿瘤免疫治疗两大新兴精准治疗手段，分别由王颖轶教授和周娜老师编写。最后一章创新性引入其他精准治疗，包括管梅老师编写的局部精准治疗、李海龙老师编写的肿瘤营养支持治疗、邵亚娟老师与李宁宁老师共同编写的肿瘤心理治疗——医患沟通。全书视频文字提取工作由周娜老师、王强老师负责，北京协和医学院人文和社会科学学院2021级硕士研究生贾楠同学积极参与本书的整理、编排和核对工作，病理图片由李霁老师提供，影像图片由宋兰老师、程欣老师提供，在此一并感谢。本书适用于有一定医学基础的本科生及研究生。

北京协和医院肿瘤内科成立于2001年，作为新兴科室，20余年励精图治，在医、教、研等方面都取得了长足的进步。本教材编写以北京协和医院肿瘤内科专家为主体，充分汲取了前辈智慧精华及临床经验，仅以本教材向白春梅教授等知名专家致以崇高的敬意，也对张抒扬院长等院领导的大力支持致以诚挚的感谢，同时感谢马超处长在出版过程中给予的支持。

为保证本教材质量，参加编纂的各位老师在成书过程中查阅大量文献、认真总结、精益求精，但由于临床经验和编者个人专业知识限制、肿瘤疾病进展日新月异等，不足及疏漏在所难免。编者希望未来能够不断完善充实，深望读者批评指正。

编　者

2022年6月

目　录

第一章　总论……1
第一节　概述……1
第二节　常见肿瘤的流行病学……5
第三节　肿瘤学研究设计……12

第二章　精准诊断……20
第一节　分子病理检测……20
第二节　影像与病理对照……29
第三节　PET-CT……37
第四节　肿瘤分期与疗效评价……58

第三章　传统治疗精准化……67
第一节　肿瘤外科治疗微创化……67
第二节　放射治疗精准化……71
第三节　化学治疗精准化……78

第四章　新兴精准治疗……87
第一节　肿瘤靶向治疗……87
第二节　肿瘤免疫治疗……93

第五章　其他精准治疗……105
第一节　局部精准治疗……105
第二节　肿瘤营养支持治疗……108
第三节　肿瘤心理治疗——医患沟通……126

第一章 总　　论

第一节 概　　述

近年来，国家加大医疗卫生领域投资投入力度，推动优质医疗资源向群众身边拓展延伸。《"健康中国2030"规划纲要》提出"到2030年，实现全人群、全生命周期的慢性病健康管理，总体癌症五年生存率提高15%"的目标。在此背景下，"精准医疗"的理念被提升到前所未有的高度。肿瘤治疗也顺应时代发展潮流，强调进行"精准诊断"，使用"精准药物"，给予"精准治疗"，辅以"精准个体"的营养支持和心理治疗。

一、恶性肿瘤发病现状

1. **发病及死亡人数**　2020年全球新发恶性肿瘤病例1929万例，其中中国新发457万例，占全球新发病例的23.7%，远超世界其他国家。2020年全球恶性肿瘤死亡病例996万例，其中中国死亡病例300万例，占全球死亡病例的30.1%，位居全球第一。中国的人口基数和恶性肿瘤发病率均高于以美国、日本为代表的发达国家，因此中国恶性肿瘤发病的总体人数也多。

2. **种类分布**　不同国家和地区恶性肿瘤种类的分布有明显不同。如中国食管癌、胃癌和肝癌等消化系统肿瘤的发病率、死亡率均明显高于全球平均水平；肺癌的发病人数和死亡人数超过了全球的1/3，这可能与中国吸烟率偏高有关；除两广地区外，鼻咽癌整体发病率不高。欧美人群以肺癌、乳腺癌居多。

3. **五年生存率**　随着诊断和治疗技术的进步和发展，中国主要癌症的五年生存率已从2003—2005年的30.9%提升到2013—2015年的40.5%，但与美国（68%）相比仍有较大差距。而且即使在亚洲国家范围内，中国和邻国相比，癌症的平均五年生存率也存在一定差距。

造成上述差距的主要原因如下：第一，由于人种、环境等因素造成中国与欧美国家恶性肿瘤种类分布不同，而美国高发的恶性肿瘤总体预后较好，如男性最常见的前列腺癌，其五年生存率将近100%。第二，由于治疗理念的差异，欧美国家对结直肠癌、宫颈癌、乳腺癌、肺癌等高发恶性肿瘤的筛查工作开展得较早，这些肿瘤在早期通过手术治疗几乎可达到治愈的目标。早期筛查的理念明显降低了恶性肿瘤死亡率，提高了五年生存率。第三，欧美国家在临床研究中占主导地位；种族差异使药物进入中国需进行桥接研究；原研药物初始上市时价格昂贵且未被纳入医保范围。因此，国际指南推荐药物的国内可及性较低成为重要的限制因素。近年来随着国内临床研究和药物研发投入增大，药物可及性问题将会逐渐得到改善，但这条路仍任重道远。

☞笔记

笔记

二、恶性肿瘤治疗的发展简史

1. 外科治疗发展简史 肿瘤的外科治疗最早可追溯至公元前17至公元前16世纪，古埃及学者艾德温·史密斯的手稿中描述了乳腺癌的临床表现，并记录了以烧灼破坏的方式治疗“实体”肿瘤。公元5世纪，古希腊医生列奥尼达斯首次描述了利用烧灼止血进行浅表肿瘤根治。在接下来的1500年中，由于外科治疗带来的巨大创伤、高死亡率，麻醉、疼痛和感染等问题难以解决，肿瘤的外科治疗进入了漫长的黑暗时代。18世纪，解剖学、病理学、生理学、病理生理学的蓬勃发展，为外科治疗带来曙光，外科手术之父约翰·亨特为肿瘤学领域引入了很多新的、有用的理念，而这些理念在百年后的乳腺癌治疗中得到证实。伴随麻醉、镇痛和消毒技术的完善，肿瘤外科治疗在19世纪迅速发展，肿瘤广泛手术切除得以发展和规范化。20世纪50年代，外科治疗成为大多数肿瘤的主要治疗理念，手术范围的扩大被认为是肿瘤治疗的重大进展。之后，化学治疗（简称化疗）药物的问世和放射治疗的临床应用极大地挑战了外科治疗在肿瘤治疗中的地位，外科术式也随之发生改变。20世纪末，腔镜技术的发展推动了微创手术治疗的进步。21世纪初，机器人辅助手术的崛起使外科治疗得到了长足的发展。在不降低肿瘤疾病控制率的前提下，减少了患者的创伤和手术相关副作用，提升了患者的生活质量。

2. 放射治疗发展简史 19世纪末，肿瘤学最重要的进展是辐射效应的发现。1895年伦琴发现了X线，1898年居里夫人发现镭。这些技术很快被转化为临床放射治疗（简称放疗），用于治疗肿瘤。人们寄希望于这种全新的治疗手段能够替代死亡率高的外科治疗。宫颈癌、头颈癌、乳腺癌等能接受表面治疗的肿瘤率先采用了放疗。但不幸的是，在20世纪上半叶，由于技术和设备的限制，放疗能量仅能达到千伏级别，无法有效治疗深部的肿瘤，同时辐射还带来了难以避免的副作用。第二次世界大战后，放射肿瘤学的学科发展才更为成熟，治疗方法也得到了明显改进。1953年第一台直线加速器在加拿大问世并用于治疗深部肿瘤患者，放射治疗重新兴起。21世纪初，随着计算机技术及其他高新技术被引入放疗，“精准放疗”的理念深入人心。

3. 药物治疗发展简史 1943年耶鲁大学吉尔曼教授率先将氮芥用于淋巴瘤的治疗，并取得了短暂的疗效。1948年美国波士顿儿童医院医生西德尼·法伯用抗叶酸剂甲氨蝶呤（MTX）治疗儿童急性淋巴细胞白血病取得了一定的成效，由此揭开了现代肿瘤化学治疗的序幕，法伯也因此被誉为“现代化疗之父”。20世纪50到60年代，化疗药物迎来了快速发展期，以氟尿嘧啶（5-Fu）、环磷酰胺（CTX）、长春新碱（VLB）、阿糖胞苷（Ara-C）等为代表的药物被广泛应用于血液系统肿瘤的治疗中。随着对细胞动力学和抗癌药代动力学研究不断深入，实体瘤的化疗也逐渐发展起来，部分药物至今仍广泛应用于临床。同时代，我国肿瘤学开始起步。1954年和1958年，在上海、北京相继成立了肿瘤专科医院。1959年，孙燕院士在日坛医院（中国医学科学院肿瘤医院的前身）创立了中国第一个肿瘤内科。1962年，北京协和医院宋鸿钊院士将大剂量化疗用于治疗绒癌，患者的生存率显著提升。20世纪70年代，顺铂（DDP）和多柔比星（ADM）应用于临床，使化疗从姑息性向根治性目标迈进。20世纪90年代，对肿瘤细胞免疫和抑癌基因的研究越来越深入，同时辅助治疗也得到长足发展，我国也在1997年成立了中国临床肿瘤学会（Chinese Society of Clinical Oncology，CSCO）。进入21世纪，靶向药物的面世和免疫治疗的飞速发展正式宣告肿瘤内科治疗进入全新的“精准时代”。中国也紧随时代潮流，自2016年起，肿瘤药物临床试验蓬勃发展，2020年中国登记注册的肿瘤药物临床试验722项，涉及458种抗肿瘤试验药物，国内进行的药物临床试验逐渐成为主体，原研药物成为常见的药物类型，以靶向药和免疫药为代表的大量创新药物进入试验及临床。

手术、放疗、药物治疗在历史长河中不断发展成熟，逐渐成为当代肿瘤治疗的三大主要治疗手段，并在肿瘤治疗中的地位得到了不同程度的确立。"精准医疗"成为21世纪肿瘤治疗的核心，我国同世界一起迈入肿瘤精准医疗时代。

三、精准医疗

21世纪，现代科技和生物医学飞速发展，带来临床医学领域的全面技术进步。医生不再单纯依赖直觉和经验进行疾病诊断和治疗，临床实践理念发生巨大的革新，医疗水平也得到大幅度的提升。分子病理学的发展，使人类从基因层面深入认识疾病；影像技术的革新，使医生从全身到局部的不同角度了解疾病状态；微创手术的普及，使患者在同等治疗效果下承受最小的伤害；靶向药物的出现，使肿瘤医生和患者可以选择"高效低毒"药物；局部治疗的进步，使残存病灶得到有效控制；营养和心理的干预，使肿瘤治疗理念迈上新的台阶。

（一）精准医疗的概念

精准医疗是整合应用现代科技手段与传统医学方法，科学认知人体功能与疾病本质，在实践中系统优化人类疾病防治和健康促进的原理，以高效、安全、经济的健康医疗服务获取个体和社会最大化健康效益的新型健康医疗服务范式。2015年1月20日，美国总统奥巴马在国情咨文中宣布美国启动"精准医学倡议（Precision Medicine Initiative）"，促进了全球对精准医疗理念的关注和应用研究。

（二）肿瘤精准医疗的主要内容

1. 精准诊断 作为治疗的基础，精准诊断的作用不言自明。随着生物化学、基因组学、计算科学的发展，辅助诊断技术也在不断进步。大量的细胞、分子和基因级别的生化诊断、免疫诊断和分子诊断被广泛应用。其中，最具代表性的是近年来快速发展的分子诊断技术。在短时间内，分子诊断技术经历了一代测序技术、荧光原位杂交（fluorescence in situ hybridization，FISH）技术、下一代高通量测序（next-generation sequencing，NGS）技术的更新迭代，解决了以往病理科只能通过免疫组化等方式在蛋白层面进行疾病诊断的问题，实现了更加精准、深入的基因诊断。

伴随计算科学共同发展的还有影像学技术，宏观影像与微观病理的对照和匹配，帮助医生早期发现和诊断恶性肿瘤。增强CT、低剂量CT、高分辨CT等在不同疾病的诊断和筛查中体现出日益重要的作用。PET-CT的出现，将核医学、代谢组学和影像技术紧密结合，精进了良恶性疾病的无创鉴别诊断，填补了肿瘤远处转移诊断的空白，使临床分级、分期有了更加客观和准确的依据，被广泛应用于临床诊断和治疗评估。

2. 精准治疗

（1）精准外科治疗：该核心理念在我国临床医学领域得到了广泛重视和推广应用，外科学各专业都将“精准”作为临床实践的核心追求，去除病灶不再是外科治疗的唯一追求，恢复患者生理、心理和精神的完整性而实现其最大化健康获益，已成为外科干预的终极目标。

与传统的开放式手术相比，腔镜技术和机器人辅助手术技术的出现和普及在保证手术治疗效果的前提下，使手术的切除范围更精准、术中创伤更小、术后并发症更少，降低了患者的疾病负担和医疗经济负担。

（2）精准药物治疗：肿瘤内科的治疗，由过去大剂量细胞毒药物的应用，已转向常规化疗与靶向治疗和免疫治疗相结合，在显著提高疗效的同时降低了药物不良反应，改善患者预后，提升生存质量。

1）传统化疗：为肿瘤内科治疗共识，精准治疗体现在传统化疗的“个体化”“精准化”“联合”用药，以及化疗模式的变更、优化。与几十年前相比，随着对药代动力学和毒理学研究的进一步深入，化疗药物剂量逐渐个体化，药物剂型逐渐人性化，药物毒副作用逐渐弱化。虽然新兴药物发展日新月异，但传统化疗仍是精准治疗的基石。

2）靶向治疗：分子靶向药物的诞生和应用，标志着“精准治疗”时代正式到来，在显著提高肿瘤治疗效果的同时降低了药物的毒副作用，极大地提升了患者的生活质量。如单克隆抗体曲妥珠单抗（Trastuzumab，赫赛汀）用于治疗人表皮生长因子受体2（*HER*2）阳性乳腺癌患者，其五年生存率明显提高；以伊马替尼为代表的小分子受体酪氨酸激酶抑制剂（tyrosine kinase inhibitor，TKI）在治疗慢性粒细胞白血病中发挥着无与伦比的作用，同样，表皮生长因子受体酪氨酸激酶抑制剂（epidermal growth factor receptor-tyrosine kinase inhibitor，EGFR-TKI）、间质-上皮细胞转化因子受体酪氨酸激酶抑制剂（mesenchymal epithelial transition factor-tyrosine kinase inhibitor，MET-TKI）、间变性淋巴瘤激酶酪氨酸激酶抑制剂（anaplastic lymphoma kinase-tyrosine kinase inhibitor，ALK-TKI）的出现为肺癌患者带来了福音。

3）免疫治疗：将“精准治疗”推向前所未有的高度。免疫检查点抑制剂的出现和嵌合抗体受体T细胞（chimeric antigen receptor T cell，CAR-T）技术的应用让部分肿瘤的治愈变成可能。程序性死亡蛋白-1/程序性死亡蛋白配体-1（programmed death-1/programmed cell death-Lig and 1，PD-1/PD-L1）抑制剂、细胞毒性T淋巴细胞相关蛋白4（cytotoxic T lymphocyte-associated antigen-4，CTLA-4）抑制剂在美国食品药品监督管理局（Food and Drug Administration，FDA）和中国国家药品监督管理局（National Medical Products Administration，NMPA）批准近百个适应证。

（3）精准放疗：成为肿瘤放疗科的核心追求，三维适形放射治疗（three dimention conformal radiotherapy，3D-CRT）、立体定向放射治疗（stereotactic radiotherapy，SRT）、质子和重离子治疗等新理念、新技术的引入，使放疗成为与外科治疗、药物治疗同等重要的治疗肿瘤的“第三大法宝”。现代放疗相比传统放疗，在最大限度地将放射剂量集中分布到靶区的同时，使周围正常组织或器官少受或免受不必要的放射损害，显著提高了肿瘤治疗的整体效果。

（4）精准局部治疗：作为肿瘤治疗的补充手段，精准局部治疗在晚期胃癌、原发性肝癌和膀胱癌等治疗难度较大的恶性实体肿瘤中体现出巨大的作用，成为部分肿瘤治疗的重要组成部分。

3. 最佳支持治疗 医学模式的转变和医学人文的回归正在引导现代医学从“技术至上”和“市场崇拜”重回“以人为本”和“以患者利益最大化”为终极目标的价值理

性。传统医学诊疗模式强调对患者疾病本身和身体症状的治疗，而忽视了对患者心理健康及全身营养条件的关注。肿瘤科患者由于自身营养和心理状态特点，在这两方面需要更多的关注。“生物-社会-心理”医学模式的广泛普及，以医患沟通为基础的心理治疗和以营养干预为代表的支持治疗闪烁着“人本”的光辉，精准治疗体现了由病到人的蜕变。

笔记

（三）肿瘤精准医疗的意义

“精准医疗”这一理念的提出具有划时代的意义，为当代医疗实践带来了重大变革。在现代医学快速发展的时代背景下，传统医学方法与先进科技手段的整合应用和集成创新，显著提升了肿瘤疾病预测、防控、诊断和治疗等医学实践过程的确定性、预见性和可控性，改变了既往传统医学依赖直觉和经验的高度不确定性、盲目性和不可控性，提升了临床肿瘤诊治水平。

精准医疗理念的提出给医疗卫生事业带来革命性的变化。肿瘤手术、药物、放疗等多种手段综合应用，辅助、新辅助治疗迅速发展，使内外科界限开始模糊，多学科诊疗被广泛认可，传统诊疗模式发生潜移默化的改变。临床医学研究、基础医学研究和临床转化科学研究共同构建起的“临床-基础-临床”的科研体系成为解决纷繁复杂的医学问题、破译生命密码和探究人体奥秘的一把钥匙。在“精准医疗”理念引领下的肿瘤学科必将攻坚克难，为人民生命健康保驾护航，实现“健康中国”的宏伟蓝图。

第二节 常见肿瘤的流行病学

肿瘤流行病学研究肿瘤在人群中的分布及其影响因素，这对探寻肿瘤的病因及发病机制、制定合理的预防策略和充分了解肿瘤预后有重要的意义，是肿瘤学研究不可缺少的一部分。

本节通过对常见恶性肿瘤流行病学的介绍，传播“未病先治”的思想，进行病因预防；提倡“精准筛查”的理念，实现早诊早治；关注患者预后的现状，防止复发转移。力争做到防治结合，降低肿瘤发病率和死亡率。对肿瘤流行病学方法的介绍也将指导更多临床医生进行流行病学实践。

一、临床流行病学与肿瘤临床流行病学的概念

（一）临床流行病学

临床流行病学（clinical epidemiology），是在临床医学研究中，以患者群体为研究对象，应用流行病学的原理和方法，观察、分析和解释临床医学中的诊断、筛检、治疗、预后以及病因等医学研究中所遇到的问题，为临床决策提供科学依据的一门方法学。其核心内容是临床研究的设计（design）、测量（measurement）与评价（evaluation）。

笔记

（二）肿瘤临床流行病学

肿瘤临床流行病学与临床流行病学非常相似，研究内容包括肿瘤的分布、病因、发生机制、预防、预后。肿瘤临床流行病学的目的是要让肿瘤科医生去寻求治未病的方法，做一些预防性工作。

二、肿瘤临床流行病学发展简史

1775年，英国外科医生波特发现从童年开始从事烟囱打扫工作的工人成年后易患阴囊癌（又称扫烟囱工人癌），而德国工人则很少罹患阴囊癌。由此发现，与煤尘长期接触导致了阴囊癌的高发。这是第一次通过临床流行病学的观察法确定了职业暴露与肿瘤发生的关联。

1842年，意大利医生里戈尼－斯特恩对修道院修女与普通妇女进行了一项恶性肿瘤临床流行病学研究。发现宫颈癌和乳腺癌的量化比较存在统计学差异，是首个真正意义上的肿瘤临床流行病学研究。

后续德国外科医生路德维希·莱恩对膀胱癌发病机制的研究，以及杜尔和希尔长达40年关于吸烟与肺癌关系的大型随访研究都是肿瘤临床流行病学史上的里程碑事件。

在整个肿瘤临床流行病学史上，一代代科学家从现象到机制、从机制到基因，逐渐发现影响肿瘤的重要危险因素。前列腺癌的预防性实验、宫颈癌的疫苗都可以降低肿瘤发生的风险，因此临床流行病学也是在逐渐发展和完善的。

三、肿瘤临床流行病学的研究方法

肿瘤临床流行病学的主要研究方法有描述性研究、分析性研究和试验性研究，它们往往不单独使用，更多时候是综合应用。例如，仅采取描述性研究，就只是一个线索或一个初步的验证，如果想研究更广泛的人群，在流行病方法学上则需要进一步选择其他研究方法。

（一）描述性研究

1. 概念 利用已有的资料或特殊调查的资料（包括实验室检查结果），按不同地区、不同时间及不同人群特征，把疾病或健康状况的分布情况真实地展现出来，找出某些因素与疾病或健康状况间的关系，提供病因线索。如全国胃癌的发病率和死亡率是多少，或者中部地区胃癌的发病率和死亡率是多少，这就是描述性研究，是流行病学研究工作的起点，也是其他流行病学研究方法的基础。

2. 类型 可分为以下3种。①横断面研究：研究特定时间、特定人群的疾病或健康的分布，最常用。如2022年北京地区心血管疾病的发病率研究，实际上就是特定时间、特定人群的总结性数据。②纵向研究：即随访研究。如观察特定人群一段时间，看此人群有什么变化，常用的指标有发病率、患病率、死亡率、病死率等。其中，发病率＝某年该地新发病例数/某年该地平均暴露人口数×100 000/10万；患病率＝某一时点新旧病例数/某时点人口数×100 000/10万；死亡率＝某年该地死亡病例数/某年该地平均人口数

×100 000/10万；病死率＝某时期内因某病死亡人数/同时期患某病的人数×100%［注：病死率通常用于描述病程较短的急性病，对病死率高的疾病，如肿瘤，其死亡率基本上可反映该病的死亡水平，因此，用死亡率更合适，专业文献也使用死亡率（mortality）］。③生态学研究：是以群体为基本单位收集和分析资料，在群体的水平上描述不同人群中某种因素的暴露状况与某种疾病发生的频率，研究某种因素与某种疾病之间的关系。

（二）分析性研究

1. 病例对照研究 是分析性研究中最基本、最重要的研究类型之一，是验证病因假说的重要工具，是一种由果及因的回顾性研究方式。病例对照研究的特点是在疾病发生后进行，分为病例组与对照组，暴露是由研究对象从现在对过去的回顾，由果推因地分析暴露与疾病的联系。如将患该病的人群（病例组）与不患该病的人群（对照组）进行对比，分别分析患病人群和未患病人群暴露于某个因素的情况，如果分析结果有统计学意义，则推测此暴露因素可能与疾病的发生有关。

如为了观察年轻女性患阴道腺癌与母亲妊娠期间服用己烯雌酚的关系，美国波士顿文森特纪念医院妇产科医生发现，1966—1969年医院收治的7例阴道腺癌患者，均为15～22岁。而阴道腺癌非常罕见，仅占阴道癌（占女性生殖系统恶性肿瘤的2%）的5%～10%，既往报道的平均年龄大于25岁。为了寻找阴道腺癌的危险因素，该医生做了如下研究设计：以上7例阴道腺癌患者加上另一个医院的1例阴道腺癌患者作为病例组；每个患者配4个对照，共32个对照；调查员用标准调查表对两组患者的母亲分别进行了调查。调查发现，病例组与对照组的母亲在妊娠期间服用己烯雌酚的情况差别明显。8例患者中有7例的母亲在妊娠期间服用了己烯雌酚，而对照组均没有。在之后的多因素分析中发现了其他两个影响因素：母亲既往流产史、妊娠期间阴道流血史。但是后来发现，流产和阴道流血是母亲在妊娠期间使用己烯雌酚所致。因此得出了结论：母亲在妊娠早期服用己烯雌酚，可使女儿发生阴道腺癌的危险性增加。

由此可看出，在临床实践中，特别是少见病或罕见病，随机对照研究的实用性很强。

2. 队列研究 是将特定人群按其是否暴露于某因素或按不同暴露水平分为n个群组队列，追踪观察一定时间，比较两组或各组发病率或死亡率的差异，以检验该因素与某疾病有无因果联系及联系程度的一种观察性研究方法。

队列研究是临床常用的研究疾病预后、评价防治措施的效果、检查病因假设的一个重要的方法，包括以下三要素。①选择队列（即研究人群）：研究人群须具有研究假定的危险因素（exposure），但没有研究要观察的结局事件（outcome event）。如果研究结局是疾病发生，应该选择没有该疾病的人。②对队列进行随访：测量结局事件（如某种疾病的发生）。③确定关联：主要比较有研究假定危险因素的人（暴露组）和没有研究假定危险因素的人（非暴露组）在研究结局变量发生频率或发生水平上有无差别，以此考察所假定的因素与结局变量之间的关联。

（1）前瞻性队列研究：是队列研究的基本形式。研究对象分组是根据研究对象现时的暴露状况而定的，此时研究结果尚未出现，需要前瞻性观察一段时间才能得到。

（2）回顾性队列研究：在开始研究的时候就已经有结局，从结局中进行回顾分析，观察出现了此结局的人群中研究对象的暴露情况和结局的关系。

（3）双向队列研究：在回顾性队列研究不能满足研究要求的条件下，继续对研究对象

笔记

前瞻性观察一段时间。它将前瞻性队列研究与回顾性队列研究相结合，兼有前瞻性队列研究和回顾性队列研究的优点，且在一定程度上弥补了各自的不足。

（三）试验性研究

试验性研究主要包括临床试验、现场试验和社区干预试验，用于证实或确证假设，评估肿瘤干预或预防措施的效果，而且能为肿瘤病因学研究提供危险因素或病因的确切证据。临床试验也常用于评估抗肿瘤新药或新技术的治疗效果。

如想要明确采用某种新的治疗方法能否改善患者的预后，传统的方法是否被挑战，就需要设计临床试验。权重最高的是随机对照Ⅲ期临床试验，通常是从细胞实验和动物实验做起，通过Ⅰ期的研究确定合理的剂量，Ⅱ期临床研究观察初步效果，再开展Ⅲ期随机对照研究。Ⅲ期研究最大的问题就是样本量和统计学意义，如果总生存（overall survival，OS）能够延长3个月以上，无进展生存期（progression-free survival，PFS）延长2个月以上，就有可能得到想要的统计学差异。

四、肿瘤的流行与分布

GLOBOCAN 2021年发布的数据显示，全球发病率最高的五大癌症分别是乳腺癌、肺癌、结直肠癌、前列腺癌和胃癌，死亡率最高的五大癌症为肺癌、结直肠癌、肝癌、胃癌和乳腺癌；而中国发病率最高的是肺癌、胃癌、乳腺癌、肝癌和食管癌，死亡率最高的是肺癌、肝癌、胃癌、食管癌和结直肠癌。总体来说，肿瘤发病率和死亡率男性高于女性，且发病率从40岁以后开始快速升高，到80岁达到高峰，发病人群主要集中在60岁左右（注：GLOBOCAN为统计全球癌症流行病学的数据库）。

我国肿瘤病理类型与西方国家也有差异，以食管癌为例，我国食管癌最常见的病理类型是鳞状细胞癌，而国外约70%是腺癌，只有30%是鳞状细胞癌。由于我国地域广阔、民族众多，不同地区生活饮食习惯和经济状况存在差异，癌种分布也有所不同。

五、肿瘤的预防

所有肿瘤的发生、发展均有一定过程，不是一蹴而就的，且细胞倍增呈指数级增加，越到后期肿瘤长得越快。如从结直肠腺瘤发展到早期癌需5～10年，在这段时间内，及时进行腺瘤切除就能避免发生癌变。所有Ⅰ期恶性肿瘤的五年生存率都在95%左右，但是Ⅳ期恶性肿瘤的五年生存率不到10%，所以早发现、早诊治意义重大。美国的大肠癌死亡率逐年下降与其良好的三级预防息息相关。

一级预防是针对致癌因素的病因预防；二级预防是指肿瘤的早发现、早诊断、早治疗；三级预防是通过对肿瘤患者进行综合有效的治疗，防止肿瘤复发和转移，以提高患者的生存率和生存质量。

（一）一级预防

癌症的一级预防是对癌前病变和易发生癌变的疾病进行密切追踪、观察，以及积极的干预治疗，防止其发展为癌症。

1. 肿瘤发病与不良生活方式和环境因素有关 如空气污染、尾气排放和吸烟等，导致肺癌发病率居高不下；南方一些城市烧烤季长，导致结肠癌高发。

2. 肿瘤发病与基因遗传有关 有一类特殊肠癌——林奇（Lynch）综合征，其发生与体内修复系统——错配修复（mismatch repair，MMR）相关。MMR的功能是纠正大量细胞DNA复制时发生的错误，发生MMR调节障碍的患者较易患肿瘤。同时，MMR产生的异种蛋白会激活组织环境中的炎症细胞，有利于PD-1单抗的治疗。

（二）二级预防

二级预防的目的就是筛查出高危人群并进行治疗。

1. 肿瘤的高危人群

（1）具有不良生活和饮食习惯者：如吸烟、酗酒者等。

（2）致癌物的职业暴露者：如从事电镀、制革者，以及长期暴露于石棉者等。

（3）某些病毒的感染者及携带者：如乙肝病毒、EB病毒等。

（4）有遗传史的高癌家族：如家族性结肠息肉病等患者。

（5）有癌前病变者：如有慢性萎缩性胃炎、结肠腺瘤样息肉病、家族性息肉病、乳腺纤维囊性增生病、黏膜白斑者。要求这类人群比家族中发病年龄最小者的实际发病年龄（如25岁）提前5年（20岁）开始筛查。

（6）经过治疗后长期生存的肿瘤患者。

2. 常见恶性肿瘤的高危人群、筛查建议和预防建议

（1）大肠癌

1）高危人群：①40岁以上，有2周以上肛肠症状者。②有大肠癌家族史的直系亲属。③大肠腺瘤治疗后者。④长期患有溃疡性结肠炎的患者。⑤大肠癌手术后者。⑥有家族性腺瘤性息肉病（familial adenomatous polyposis，FAP）和遗传性非息肉病性结直肠癌（hereditary non-polyposis colorectal cancer，HNPCC）家族史的20岁以上直系亲属。⑦45岁以上无症状者。

2）筛查建议：具体如下。①40岁以上有症状的高危人群：经2周对症治疗症状没有缓解者，应及时做肛门直肠指检、粪潜血试验（fecal occult blood test，FOBT），以上任一指标阳性者均应进行肠镜检查。如FOBT阳性者经肠镜检查仍未提示有异常，建议做胃镜检查，以排除上消化道出血。②40岁以上无症状的高危人群：每年接受一次FOBT检查，如试验结果阳性，则进一步行肠镜检查以明确诊断；如FOBT检查连续3次阴性，可适当延长筛查间隔，但间隔不应超过3年。③年龄大于20岁的FAP和HNPCC家族成员：当家族中先发病例基因突变明确时，建议行基因突变检测。阳性者，每1～2年进行一次肠镜检查；阴性者，按照40岁以上个体进行筛查。④45～75岁无症状筛检对象：每年接受一次FOBT检查，每10年接受一次肠镜检查。⑤粪便或血液的多靶点基因检测：可能有助于筛查，粪便标本的证据更为充分，但价格较昂贵，限制了其应用。

3）预防建议：①坚持体育锻炼，避免肥胖，可有效减少肿瘤发生。②健康膳食，增加粗纤维、新鲜水果摄人，避免高脂、高蛋白饮食。③非甾体抗炎药可能对预防肠癌有效，老年人可尝试服用阿司匹林，可能减少心脑血管疾病和肠癌发生的风险，具体使用须咨询医生。④戒烟，避免吸烟对消化道的长期毒性和炎症刺激。

笔记

（2）乳腺癌

1）高危人群：以下情况均为乳腺癌高危因素，具两条及以上因素时，应考虑为乳腺癌高危人群。①未生育，或≥35岁初产妇。②月经初潮≤12岁，或行经≥42年的妇女。③一级亲属在50岁前患乳腺癌者。④两个以上一级或二级亲属在50岁以前患乳腺癌或卵巢癌者。⑤有对侧乳腺癌史，或经乳腺活体组织检查证实为重度非典型增生或乳腺导管内乳头状瘤者。⑥胸部放射治疗史（≥10年）者。

2）筛查建议：具体如下。①一般女性：乳腺自查，20岁以后每月检查一次；临床体检，20～29岁每3年一次，30岁以后每年一次；X线检查，35岁以后拍摄基础乳腺X线片，隔年一次乳腺X线检查（钼靶），＞40岁时每1～2年做一次乳腺X线检查，60岁以后可隔2～3年做一次乳腺X线检查；超声检查，30岁以后每年一次乳腺超声检查。②乳腺癌高危人群：鼓励乳腺自查，20岁以后每年做临床体检一次，30岁以后建议做乳腺MRI检查。

3）预防建议：①保持健康的生活方式，远离烟酒，合理营养，保持健康体重，坚持锻炼。②适时生育，母乳喂养。③参加乳腺筛查，定期体检。

（3）宫颈癌

1）高危人群：①有多个性伴侣。②性生活过早。③有人乳头瘤病毒（human papilloma virus，HPV）感染。④免疫功能低下。⑤有宫颈病变史。

2）筛查建议：已婚或有性生活史3年及以上的女性都建议进行筛查。①21～29岁者，采用宫颈细胞学检查，连续筛查3年无异常后，每3年筛查一次。②30～65岁者，采用宫颈细胞学检查，连续筛查3年无异常后，每3年筛查一次；或者进行高危型HPV与宫颈细胞学联合筛查，连续筛查3年无异常后，每5年筛查一次。③筛查结束时间：＞65岁且既往多次检查均示阴性，则结束筛查；若诊断为高级别鳞状上皮内病变（high-grade squamous intraepithelial lesion，HSIL），再持续筛查20年，筛查频率视病情而定。④接受过子宫全切术的女性（无宫颈），且过去20年里未曾有宫颈上皮内瘤变（cervical intraepithelial neoplasia，CIN）-2、CIN3、原位癌或癌症的女性，不需要检查。⑤接种过HPV疫苗的女性，遵循特定年龄的建议（与未接种疫苗的女性相同）。

3）预防建议：①接种HPV疫苗。②不吸烟或戒烟。③安全与健康性行为。④及时治疗生殖道感染性疾病。⑤增强体质。

（4）肺癌

1）高危人群：年龄＞40岁，至少合并以下一项危险因素者。①吸烟≥20年包（年包＝每天吸烟包数×持续年数，如20年包指每天1包持续20年或每天2包持续10年），其中包括戒烟时间不足15年者。②被动吸烟者。③有职业暴露史（如石棉、铍、铀、氡等）者。④有恶性肿瘤病史或肺癌家族史者。⑤有慢性阻塞性肺疾病或弥漫性肺纤维化病史者。

2）筛查建议：①对于肺癌高危人群，建议行低剂量螺旋CT筛查，尽可能使用32层或以上多层螺旋CT，扫描范围为肺尖至肋膈角尖端水平。基线CT扫描以后，根据病灶具体情况（形态、大小、边界等特征），建议至专科医院咨询下一步具体诊疗计划。②若检出肺内结节，可根据结节的不同特征，如磨玻璃样、亚实性、实性、多发等具体情况，进行低剂量螺旋CT复查。③根据中国国情、效能以及中国人群特征，不推荐将PET-CT作为人群肺癌筛查的常规方法。

3）预防建议：①不吸烟或戒烟。②有职业暴露危险者应做好防护。③注意避免室内空气污染，如被动吸烟、明火燃煤取暖、接触油烟等。④大气污染严重时，避免外出和锻炼。⑤有呼吸系统疾病者要及时、规范地进行治疗。

笔记

（5）肝癌

1）高危人群：男性35岁以上、女性45岁以上，具有以下高危因素者。① 感染乙肝病毒（hepatitis B virus，HBV）或丙肝病毒（hepatitis C virus，HCV）者。②有肝癌家族史者。③血吸虫、酒精性肝硬化等任何原因引起的肝硬化患者。④药物性肝损伤者。

2）筛查建议：①男性35岁以上、女性45岁以上的肝癌高危人群应进行筛查。②联合应用血清甲胎蛋白（alpha fetoprotein，AFP）和肝脏B超检查，每6个月筛查一次。

3）预防建议：①接种乙肝疫苗。②慢性肝炎患者尽早接受抗病毒治疗以控制肝炎病毒复制。③戒酒或减少饮酒。④清淡饮食，减少摄入油腻食物。⑤避免摄入发霉食物。

（6）胃癌

1）高危人群：凡有下述情况之一者，均为高危人群。①60岁以上者。②有中重度慢性萎缩性胃炎者。③有慢性胃溃疡者。④有胃息肉者。⑤有胃黏膜巨大皱褶征者。⑥良性疾病术后残胃（术后10年）者。⑦胃癌术后残胃（术后6～12个月）者。⑧幽门螺杆菌感染者。⑨明确胃癌或食管癌家族史者。⑩ 恶性贫血者。

2）筛查建议：年龄＞40岁，有腹痛、腹胀、反酸、胃灼热等上腹部不适症状，或高危人群，应根据医生建议定期行胃镜检查。

3）预防建议：①保持健康的饮食习惯和饮食结构，如不暴饮暴食，减少食用生冷、辛辣、过热、过硬的食物及熏制、腌制的高盐食物，少喝或不喝烈性酒。②根除幽门螺杆菌感染。③戒烟。④放松心情，合理减压。

（7）前列腺癌

1）高危人群：①年龄＞50岁的男性。②年龄＞45岁且具有前列腺癌家族史的男性。③年龄＞40岁且基线前列腺特异性抗原（prostate specific antigen，PSA）＞1μg/L的男性。

2）筛查建议：①对身体状况良好，且预期寿命在10年以上的男性开展基于PSA检测的前列腺癌筛查，且在筛查前应详细说明前列腺癌筛查的风险和获益。②血清PSA检测每2年进行一次，根据患者的年龄和身体状况决定PSA检测的终止时间。③对于前列腺癌高危人群，应尽早开展基于血清PSA检测的筛查。④不建议针对40岁以下男性进行人群筛查。

3）预防建议：①避免吸烟、饮酒等不良生活习惯。②减少高动物脂肪的食物摄入，增加新鲜蔬菜、水果摄入。③避免摄入过于辛辣的食物，因为这些食物会造成前列腺的过度充血。④日常生活中多饮水，勤排尿，避免憋尿、久坐不动。⑤适度进行体育运动。

（8）食管癌

1）高危人群：年龄＞40岁，并符合下列任一项危险因素者。①来自我国食管癌高发地区。②有上消化道症状，如恶心、呕吐、腹痛、反酸、进食不适等症状。③有食管癌家族史。④患有食管癌前病变。⑤具有食管癌高危因素，如吸烟、酗酒、患有头颈部或呼吸道鳞状细胞癌等。

2）筛查建议：食管癌高危人群建议进行筛查。①普通内镜检查，每2年一次。②内镜检查病理提示轻度异型增生者，每年进行一次内镜检查；内镜检查病理提示中度异型增生者，每半年进行一次内镜检查。

3）预防建议：①不吸烟或戒烟。②少量饮酒或不饮酒。③合理饮食，多食用新鲜水果、蔬菜。④增强运动，保持合理体重。

（9）胰腺癌

1）高危人群：40岁以上，伴有下述任意一项者（第6项因素会增加胰腺癌风险，但一

笔记

般不做筛查）。①有胰腺癌家族史、糖尿病史。②有长期吸烟、饮酒、高脂肪和高蛋白饮食史。③无明显诱因的中上腹饱胀不适、腹痛，出现食欲缺乏、乏力、腹泻、消瘦或腰背部酸痛等症状。④慢性胰腺炎反复发作者，尤其合并胰管结石的慢性胰腺炎；主胰管型黏液性乳头状瘤、黏液性囊性腺瘤、实性假乳头状瘤者，有血清CA19-9升高者。⑤无家族遗传史的新近突发糖尿病患者。⑥有幽门螺杆菌阳性、牙周炎史者。

2）筛查建议：①建议行CA19-9等肿瘤标志物检查，结合腹部CT、MRI进行筛查，腹部超声对筛查也有一定的意义。②高危人群，尤其是有家族史者和已有胰腺病变者，建议每年进行一次CT或MRI检查。

3）预防建议：①戒烟、控酒。②提倡饮食清淡、易消化、低脂肪。多食禽类、鱼虾类食物，以及十字花科蔬菜，如白菜、萝卜、西蓝花等。③提倡户外有氧活动。④为防止良性病变恶化，有胰管结石、导管内黏液性乳头状瘤和囊性腺瘤或其他胰腺良性病变者应及时就医。

（三）三级预防

三级预防针对临床上已经确诊为恶性肿瘤的患者，对其进行适合的治疗。肿瘤是一种全身性疾病，累及机体多系统脏器，临床表现复杂多样，疾病诊断相对困难，须在医生的指导下制定合理的综合治疗方案、使用多种治疗手段，控制疾病进展、减少并发症、降低致残率、提高患者生存率，降低死亡率。对晚期恶性肿瘤的治疗也可使用镇痛、临终关怀等安宁疗护，以减轻患者痛苦，改善生活质量。

第三节　肿瘤学研究设计

肿瘤学科发展日新月异，对临床医生的科研素养和研究设计能力要求越来越高。在肿瘤精准医疗时代，只有从临床问题出发，在现有临床诊治指南的基础上，通过基础研究探寻问题背后的机制，设计科学研究，精细化筛选具有某些特征的患者人群，使用原研药物、新兴器械、创新性治疗方案等进行实验探究，才能寻找到最适合患者的治疗方案，使患者获得最大收益，最终推动指南更新，实现精准医疗。

肿瘤学科研究主要分为临床研究、转化医学研究及基础研究，本节主要介绍临床研究和转化医学研究。

一、研究设计原则

首先，确定拟解决的关键科学问题。关键科学问题一般来源于临床实践，研究者需要在临床工作和实践中发现需要解决的问题，然后检索文献确定这个问题是否已由其他人解决。

其次，研究设计须遵循重要性、创新性及可行性原则。①重要性：是指任何研究都要有临床应用价值。②创新性：是指不能重复其他人的研究，重点在于全面系统地检索文献，确定这个研究是否原创。③可行性：首先研究要在理论上可行，符合科学逻辑；其次要在技术上可行，这一点受限于研究人员、研究平台和现有的技术手段；最后要在经济上可行，保证研究经费充足。

最后，所做的研究要符合伦理和《世界医学大会赫尔辛基宣言》。

二、临床研究设计

临床医生在日常的工作实践中，会面对许多诊断、治疗、预后的影响因素和效果评价等临床问题。需要通过科学的方法凝练问题，提出合理的研究假说，设计可行的研究方案，开展严谨的临床研究。上述这些环节共同构成了临床研究设计的主体。作为临床医生需要了解并不断更新医学科学研究从设计到实践的理念和认知，提高医学科学研究水平。

（一）发现科学问题

进行临床研究设计的第一步是在临床工作中发现需要解决的科学问题。如目前程序性死亡蛋白-1（programmed death-1，PD-1）单抗在实体瘤治疗中取得了突破性的进展，但是只有10%～30%应用PD-1单抗治疗的晚期实体瘤患者可能长期获益。因此，肿瘤科医生提出了两个非常重要的问题：第一，如何提高PD-1单抗的疗效，将获益人群从10%～30%提高到40%～60%，或者是接近100%；第二，如何从总体未经筛选的人群中寻找出可以从PD-1单抗治疗中获益的患者，探索并得到预测疗效的生物学标志物。

（二）研究设计

以在实体瘤治疗中如何提高PD-1单抗疗效的研究设计——LEAP系列研究为例。LEAP系列研究是探索抗血管内皮生长因子（vascular endothelial growth factor，VEGF）的多靶点酪氨酸激酶抑制剂（tyrosine kinase inhibitors，TKI）在晚期（进展期）实体瘤中是否能增强PD-1单抗的疗效。LEAP研究使用的TKI药物是仑伐替尼（Lenvatinib），PD-1单抗为帕博利珠单抗，以上两种药物均已获批用于晚期实体瘤治疗。

1. 研究背景和立项依据

（1）多靶点TKI增强PD-1单抗的可行性：PD-1单抗的疗效和肿瘤免疫微环境状态密切相关，多靶点TKI可以重塑肿瘤微环境，增加杀伤性免疫细胞，减少抑制性免疫细胞，有助于提高PD-1单抗疗效。

VEGF不仅本身对免疫细胞具有广泛的调控作用，还可以通过促进肿瘤组织内血管正常化，改善肿瘤缺氧和酸中毒的微环境，有助于减轻免疫抑制。VEGF在肿瘤微环境中广泛存在，可能由肿瘤细胞、免疫细胞、内皮细胞或基质细胞产生，可调控适应性和先天性免疫细胞的免疫抑制功能。①在适应性免疫方面，VEGF通过增加调节性T（T regulatory，Treg）细胞和$CD4^+$记忆性T细胞的数量，抑制细胞毒性T淋巴细胞（cytotoxic T lymphocyte，CTL）的发育和/或激活。更重要的是，树突状细胞（dendritic cell，DC）是启动CTL所必需的，它们在体外暴露于VEGF后会失去成熟和呈现抗原的能力；VEGF也具有促进巨噬细胞极化的功能，从而增加肿瘤相关性巨噬细胞（tumor-associated macrophages，TAM）的数量。②在先天性免疫方面，VEGF可促进骨髓源性抑制细胞（myeloid derived suppressor cell，MDSC）的扩增。总之，Treg细胞、TAM、MDSC和未成熟DC抑制肿瘤特异性CTL的活性，从而形成促肿瘤微环境。

多靶点TKI还具有减少肿瘤血管异常化的作用。肿瘤血管系统的异常导致肿瘤微环境的缺氧和酸中毒，进而通过多种机制导致免疫抑制。这些机制包括增加免疫抑制Treg细胞的聚集、激活和增殖；单核细胞和TAM的募集以及TAM从抗癌M1样表型向肿瘤前M2表型的重编程；抑制DC成熟，导致抗原呈递受损和肿瘤特异性CTL活化；以及具有免疫抑制表型的异常内皮细胞（endothelial cell，ECs）的增殖。更重要的是，程序性死亡蛋白-1/程序性死亡蛋白配体-1（PD-1/PD-L1）通路通常在缺氧和酸中毒的肿瘤微环境中被激活，作为逃避抗癌免疫反应的机制，在TAM、DC和ECs以及肿瘤细胞上免疫检查点蛋白PD-1的配体PD-L1表达是上调的。此外，肿瘤浸润性CTL通常上调PD-1，标志着它们功能失调或“耗竭”，限制了它们对肿瘤细胞的细胞毒性潜力。总的来说，异常肿瘤血管生成和血管异常的后果是导致免疫抑制性肿瘤微环境。血管正常化之后可以使肿瘤灌注增加，缓解酸中毒，从而逆转上述一系列的问题，因此血管正常化后输注药物往往可以显著改善肿瘤免疫微环境。

（2）选择仑伐替尼作为临床研究药物的可行性：仑伐替尼是血管内皮细胞生长因子受体（vascular endothelial growth factor receptor，VEGFR）、成纤维细胞生长因子受体（fibroblast growth factor receptor，FGFR）、血小板衍生生长因子受体（platelet-derived growth factor receptor，PDGFR）等靶点的口服抑制剂，作用包括抗血管生成及增殖，同时具有免疫调节功能。在小鼠肿瘤模型中，仑伐替尼增加了表达颗粒酶B和干扰素（interferon，IFN）-γ的$CD8^+$ T细胞、浆细胞样树突状细胞在肿瘤中浸润，并减少了TAM的浸润。

仑伐替尼和PD-1单抗联合使用的机制是仑伐替尼可能通过使肿瘤血管正常化，改善缺氧和酸中毒，从而改善肿瘤免疫微环境。仑伐替尼可能通过靶点VEGFR和FGFR，直接影响T细胞和巨噬细胞活化。在临床前动物研究中，CT26结直肠癌和Hepa1-6肝癌小鼠肿瘤模型中，仑伐替尼和PD-1单抗的组合比PD-1单抗单药有更强的抗肿瘤作用。

仑伐替尼和帕博利珠单抗都是已经被批准上市的可用于多种晚期实体瘤治疗的药物，所以二者联合使用，在技术层面没有瓶颈，而且在伦理方面也符合要求。

2. 选择研究方法 肿瘤治疗目前已经进入精准治疗时代，临床研究分为两种：篮子试验和雨伞试验。

（1）篮子试验：是将具有相同靶点的不同肿瘤放进同一个临床试验中进行研究，就像是将不同的水果放进同一个篮子里，因此称为篮子试验，即“异病同治”。

（2）雨伞试验：是把具有不同驱动基因的相同肿瘤放进同一个临床试验中，同时进行驱动基因的检测，根据不同的基因选择不同的精准靶向药物，就像是撑起一把大伞。

3. 设计临床试验 根据国家药品监督管理局和国家卫生健康委员会2020年颁布的《药物临床试验质量管理规范》（GCP），临床试验是指以人体（患者或健康受试者）为对象的试验，意在发现或验证某种试验药物的临床医学、药理学以及其他药效学作用、不良反应，或者试验药物的吸收、分布、代谢和排泄，以确定药物的疗效和安全性的系统性试验。

临床试验分期：分为4期。Ⅰ期：临床药理学和毒理学研究，目的是研究药物的安全性和耐受性。Ⅱ期：疗效的初步临床研究，会有小规模患者入组以评价药物有效性，并继续评估药物安全性。Ⅲ期：全面的临床评价，会有大规模患者入组，需要与目前最佳疗法进行对比。Ⅳ期：上市后的监测，目的是继续监测不良反应率和患者预后。

4. 总结试验结果 临床试验一般从标准治疗失败的晚期患者群体开始，进行Ⅰ期研究，探索安全性，然后在非一线治疗的晚期患者群体中进行Ⅱ期临床研究，初步探索有效

笔记

性。Ⅱ期研究一般是单臂研究，以既往经典治疗方案的疗效作为对照。如果判断初步有效，则在非一线治疗的晚期患者中开展随机对照的Ⅲ期临床研究，如果有效，该方案可进一步改写晚期一线治疗的指南，后续有望应用于辅助治疗和新辅助治疗。

（三）研究者发起的临床研究

1. 概念 研究者发起的临床研究（investigator initiated trial，IIT）是指由研究者（主要指临床医生）申请发起的，对已上市的药品、医疗器械或诊断试剂等开展的临床研究。药物临床试验通常是由制药公司发起，临床试验研究方案由制药公司提供。因此，在临床工作中，医学生更容易接触到的是IIT。IIT研究不是以盈利或药品注册为目的，而是为了扩展和优化现有疗法。如上市药物新适应证的发现或者比较多种临床治疗手段的优劣，以及罕见病的治疗等，可与制药企业发起的临床试验互为补充，更好地推进药物研究的深度和广度，获得更多的研究数据，为循证医学提供依据。IIT最大的特征是研究者为申办者（sponsor）和责任人，制药企业仅按照合同提供研究经费和药品，研究者和所在研究单位负责IIT临床研究，符合GCP原则。

2. 流程 IIT研究需要临床医生带领医学生做更多的工作。以北京协和医院IIT流程为例介绍如下：从科研处网站下载伦理审核表和知情同意书模板，进行填写；将上述文件递呈到科研处，等待书面审查意见；根据审查意见修改伦理审核表和知情同意书；制作伦理审查幻灯片并在伦理委员会会议上汇报；伦理审核通过后，递呈科研处盖伦理章，获得伦理号；在临床试验网站注册；如果涉及人类遗传问题，需要在科技部备案；举办IIT启动会；招募患者入组；收集病例资料；统计分析。

3. 方案设计

（1）研究背景和目的：主要写明研究的意义、国内外研究现状、本研究的创新。在此过程中，主要工作是检索本研究领域的文献，在临床试验网站检索正在进行的相关临床试验，进行综述，概括既往研究的安全性和有效性，为本研究立项提供依据。由于IIT研究很少是全新药物，通常药物已经上市，所以既往研究内容会比较多。

（2）患者筛选：确定入组患者纳入和排除的标准，对于肿瘤专业的临床研究而言，重点是患者需要有可评估病灶。

（3）治疗方案：需要制作详细的流程图。

（4）确定研究终点：一般肿瘤专业临床试验选择的研究终点为无进展生存、总生存、治疗反应率、缩瘤率等；实际上研究终点就是判断疗效的指标。

（5）样本量：根据与既往研究结果或对照组之间的疗效差异确定。

（6）随机方法：如果是随机对照研究，需要明确随机的方法。

（7）观察指标：注意一般包括安全性指标。

4. 知情同意书 内容主要包含以下8个要点。

（1）简要说明研究的背景、目的、过程。

（2）重点介绍受试者可能出现的风险和不适，注意区分研究与日常治疗的可能风险的不同，此处重点说明研究的风险。

（3）介绍研究对受试者或其他人可能带来的益处。

（4）介绍是否有对受试者有利的其他程序或疗程。

（5）说明受试者记录的保密范围。

笔记

（6）说明如发生超过最低限度风险损伤的补偿、赔偿和医疗措施。

（7）受试者的电话咨询保证24小时有人接听，有专人负责解答。

（8）保护受试者权利，说明参加和退出都是自愿的，不会影响对他们的常规治疗或其他待遇。

三、转化医学研究设计

转化医学研究通常是指在临床实践中发现问题，通过基础研究解决问题，然后再应用于临床的研究。本节仍以多靶点TKI增强PD-1单抗疗效的研究为例进行阐述。

（一）临床前转化医学研究

临床前转化研究，通常是在临床实践中发现问题，根据发现的问题，设计体外试验和动物实验，然后根据试验/实验结果，将得到的解决方案用于临床试验。以多靶点TKI增强PD-1单抗疗效的研究为例，说明从基础研究到临床研究和从临床研究到基础研究的转化医学研究过程。

在临床实践中发现PD-1单抗疗效有限，提高PD-1单抗疗效成为临床亟待解决的问题。作为免疫检查点抑制剂的PD-1单抗疗效欠佳可能是由于肿瘤免疫抑制性的微环境，那么具有降低抑制性免疫密度、增加细胞毒免疫细胞浸润、改善肿瘤微环境缺氧和酸中毒作用的药物均有增强PD-1单抗疗效的功能。研究者选择了多靶点TKI作为PD-1单抗疗效的增强剂。前面已经讲过VEGF具有对肿瘤免疫微环境及多种免疫细胞的多重作用，这个是临床前转化研究的理论基础。

实际上，前面所讲的LEAP研究的临床前研究（或者说转化研究）只进行了两个研究，分别在结直肠癌小鼠模型和肝癌小鼠模型探讨仑伐替尼（多靶点TKI）是否增强PD-1单抗疗效及可能的机制。这两个研究是进行临床研究的基石。在小鼠实验中所用的PD-1单抗不是帕博利珠单抗，这是由于用于人的单抗和用于小鼠的单抗是不一样的，人源化免疫系统＋肿瘤的小鼠模型代价昂贵而且较难获得。这两个研究要解决的关键科学问题都是多靶点TKI（仑伐替尼）是否通过重塑肿瘤免疫微环境增强PD-1单抗的疗效。

关于研究设计的关键因素如下：①重要性，PD-1单抗广泛应用于临床，但是只有20%～30%患者获益，如何提高获益患者比例对临床而言是非常重要的问题。②创新性，根据文献检索结果，没有相似研究报道。③可行性，多靶点TKI仑伐替尼有VEGFR1～3、FGFR等靶点，而肿瘤免疫抑制性微环境和血管异常密切相关，因此这个研究在理论上可行。

首先，确定仑伐替尼在免疫正常和免疫缺陷的小鼠中有不同的抗肿瘤作用，从而证明仑伐替尼的抗肿瘤作用依赖于对免疫的影响；然后检测了仑伐替尼对免疫细胞的作用，以及仑伐替尼联合PD-1单抗在小鼠肿瘤模型中的抗肿瘤作用；最后，分析仑伐替尼对免疫微环境作用的机制，从而构成了一个完整的实验。结直肠癌小鼠模型和肝癌小鼠模型的研究设计基本类似，而实验结果和结论也基本一致。

（二）临床后转化医学研究

联合用药是肿瘤治疗的常见选择。临床可能根据药物的作用机制，选择两个具有相加或者相乘作用的已经批准上市且均具有适应证的药物，直接组合进行临床试验，在试验获得阳性结果后，再进行转化医学研究，研究其有效的原理或者机制，这就是临床后转化医学研究。

以仑伐替尼联合帕博利珠单抗的临床后转化医学研究为例，该研究是在仑伐替尼联合帕博利珠单抗在肝癌的Ⅱ期临床研究中发现联合方案有较高的反应率之后进行的，其主要目标（拟解决的关键科学问题）是研究仑伐替尼在肝癌中增强PD-1单抗的机制。该研究设计更为严谨，可以作为转化医学研究的范例。其重要性、可行性和上述两个实验一致，但具有独到的创新性，具体如下。

（1）分析了肝癌小鼠模型的免疫细胞的亚型。首先证实了小鼠模型中肝癌组织里的免疫细胞各个亚型都存在，而且小鼠肝癌模型是一个炎症性的亚型，有大量的免疫细胞浸润。

（2）增加了一个肝癌原位动物模型，前面的动物实验都是皮下模型，肿瘤原位模型的说服力显然高于肿瘤皮下模型。肿瘤原位模型肿瘤体积的判断依赖游标卡尺测量，而肿瘤原位模型是种植的肿瘤细胞携带荧光，从而利用活体荧光成像技术，检测的荧光值代表肿瘤大小。

（3）利用流式技术研究发现仑伐替尼和PD-1单抗联合治疗导致免疫激活的淋巴细胞浸润增加。浸润性巨噬细胞和MDSC的比例无显著差异。对血液样本中免疫细胞群的分析未显示治疗组之间系统免疫反应的差异，说明并不影响外周血的免疫细胞比例。

（4）发现了仑伐替尼和PD-1单抗联合治疗对肿瘤微环境中免疫细胞分布的影响。联合治疗不仅影响了免疫细胞的数量，还影响了其分布，其可以促进$CD8^+$ T细胞分布在肿瘤组织中，而Treg细胞被排除在肿瘤组织以外。

（5）利用转录组测序技术证实小鼠肝癌和人类肝癌具有类似的基因表达谱，从而证明这个实验用于解释人肝癌的临床研究数据是有科学依据的。研究者把小鼠的这些转录基因表达谱分成了四组：细胞增殖信号、炎症信号、转化生长因子β（transforming growth factor-β，TGF-β）信号和Wnt信号通路。然后分析了对照组和不同治疗组包括仑伐替尼单药组、PD-1单抗单药组和仑伐替尼联合PD-1单抗组。上述四组信号的变化与细胞增殖有关，且联合治疗组是明显下降的，因此肿瘤的增殖受到了明显抑制。炎症信号方面，在PD-1单抗单药组和联合治疗组中，炎症信号都是明显增加的；而仑伐替尼组的炎症信号的影响不明显；联合治疗组中TGF-β信号和Wnt信号通路都是减少的。研究者又根据基因表达谱做了一个肿瘤成分比例图，第1个组分是恶性肿瘤细胞，第2个组分是浸润的淋巴细胞，第3个组分是髓系来源的粒细胞。PD-1单抗单药和联合治疗降低了肿瘤组织中的肿瘤上皮成分并增加了免疫浸润且含有丰富的与T细胞和DC浸润相关的基因集，而对照组和仑伐替尼组中肿瘤上皮比例较高。联合治疗组中M1型巨噬细胞比例增加，而PD-1单抗单药组中M2型巨噬细胞比例增加。对肿瘤组织中免疫抑制信号的分析表明，联合治疗组抑制了TGF-β信号，并降低了Wnt配体的表达。仑伐替尼单药组也通过减少TGF-β信号传导而显示出免疫调节作用。TGF-β信号的减少可能与Treg比例的降低有关。

（6）利用200多个肝癌患者的测序数据提示肝癌患者群体中存在可能对仑伐替尼联合PD-1单抗敏感的亚群。仑伐替尼和PD-1单抗联合治疗在肝癌患者中可能受益的人群特征为肿瘤组织中促炎信号减少、高Treg水平和高VEGF信号，体现了这个研究的临床价值。

另外一种常见的临床后转化医学研究是筛选治疗获益人群的研究。任何一种抗肿瘤药物都不可能让所有具有适应证的患者获益。能在用药前选择获益的人群，是临床医生非常

笔记

关心的问题。确定对某治疗方案获益的人群，可以减少患者治疗的时间、费用及痛苦。这种临床后转化医学研究通常是在临床试验进行前和进行过程中，留取患者的血液及肿瘤组织等样本，在临床试验结束，可以评估患者用药结局之后，对比获益和没有获益患者的血液及肿瘤组织中各种生化指标、细胞指标及测序指标的差异，从中选择有显著差异者作为获益的预测指标。下面还是以PD-1单抗获益患者筛选作为范例。

第一个研究是PD-1单抗治疗晚期肝细胞癌患者的炎症生物标志物与临床预后的相关性。关键科学问题是探索PD-1单抗对哪些分子生物学标志物有更好的疗效。重要性：在治疗前筛选可能受益的人群，实现精准治疗。可行性：①有已经完成的CheckMate 040临床试验作为工作基础。②根据PD-1单抗的治疗原理选择相应的标志物；编者已进行这种有效性评估，在试验前就采集了基线标本，如外周血甲胎蛋白、中性粒细胞和淋巴细胞的比值、肿瘤组织（用于检测转录组来分析基因表达谱炎症信号通路、PD-L1的表达）。研究者根据既往研究及他人研究结果挑选分子生物学标志物，包括：①PD-L1的表达水平，PD-L1阳性率和肺癌PD-1单抗疗效有关。②CD4、CD8、PD-L1和PD-1等免疫细胞特征性标志物被确定和肝癌对索拉非尼反应相关。③巨噬细胞也被认为和索拉非尼在肝癌中的治疗反应相关。④既往报道的肝癌不同免疫亚型的特征信号。⑤外周血甲胎蛋白、中性粒细胞与淋巴细胞比例、血小板与淋巴细胞比例，既往报道和肝癌预后相关。实际上编者选择了在索拉非尼治疗肝癌中和预后相关的分子标志物，在PD-1单抗治疗中也进行了验证。PD-L1表达大于1%的患者对PD-1单抗反应更好。关于总生存的分析：其中，A组是整体患者，B组是既往用过索拉非尼后来改用纳武利尤单抗治疗的患者。实际上，PD-L1表达大于1%的患者无论是否使用过索拉非尼，预后都会更好，总生存期更长。接下来是T细胞浸润和PD-1单抗反应性的关系，其中CD8及FOXP3高的患者总生存期略长。巨噬细胞浸润水平和预后无关。中性粒细胞与淋巴细胞比值高的患者以及血小板与淋巴细胞比值高的患者总生存期短。至于基因表达谱中的炎性特征和预后的关系，编者认为炎症反应高的患者对PD-1单抗的反应更好。实际上，肿瘤分为“冷肿瘤”与“热肿瘤”，PD-1单抗对“热肿瘤”疗效更好。

参 考 文 献

[1] 吴大维，黄慧瑶，唐玉，等. 2020年中国肿瘤药物临床试验进展[J]. 中华肿瘤杂志，2021，43(2)：218-223.

[2] Siegel RL，Miller KD，Fuchs HE，et al. Cancer statistics，2022[J]. Ca A Cancer Journal for Clinicians，2022，72(1)：7-33.

[3] Zheng R，Zhang S，Zeng H，et al. Cancer incidence and mortality in China，2016[J]. Journal of the National Cancer Center，2022.

[4] Sung H，Ferlay J，Siegel RL. Global Cancer Statistics 2020：GLOBOCAN Estimates of Incidence and Mortality Worldwide for 36 Cancers in 185 Countries[J]. Ca A Cancer Journal for Clinicians，2021，71(3)：209-249.

[5] Oudkerk M，Liu SY，Heuvelmans MA，et al. Lung cancer LDCT screening and mortality reduction — evidence，pitfalls and future perspectives[J]. Nature Reviews Clinical Oncology，2021，18：135-151.

[6] Finn RS，Ikeda M，Zhu AX，et al. Phase Ib Study of Lenvatinib Plus Pembrolizumab in Patients With Unresectable Hepatocellular Carcinoma[J]. Journal of Clinical Oncology，2020，38(26)：2960-2970.

[7] Torrens L，Montironi C，Puigvehí M，et al. Llovet JMImmunomodulatory Effects of Lenvatinib Plus

Anti-Programmed Cell Death Protein 1 in Mice and Rationale for Patient Enrichment in Hepatocellular Carcinoma [J]. Hepatology，2021，74（5）：2652-2669.

[8] Marth C，Tarnawski R，Tyulyandina A，et al. Phase 3，randomized，open-label study of pembrolizumab plus lenvatinib versus chemotherapy for first-line treatment of advanced or recurrent endometrial cancer：ENGOT-en9/LEAP-001 [J]. International Journal of Gynecological Cancer，2022，32（1）：93-100.

笔记

笔记

第二章 精准诊断

第一节 分子病理检测

近年来，分子检测新技术（特别是以下一代测序为代表的高通量和高灵敏性检测技术）的出现和发展让我们对肿瘤生物学的了解越来越深刻，推动了肿瘤精准医疗的发展。目前，肿瘤治疗已经步入了精准化、个体化治疗时代，而精准分子病理检测和诊断是肿瘤精准治疗的基石，是对传统组织病理诊断的补充和拓展。

分子病理检测让病理分型越来越精细，病理诊断越来越精准，在肿瘤筛查与早期诊断、分子分型、预后判断、治疗指导、耐药与复发监测等过程中扮演着越来越重要的角色。世界卫生组织肿瘤分类将肿瘤的分子病理置于前所未有的重要位置，越来越多的肿瘤类型需要借助分子病理检测手段来明确诊断。

一、概述

（一）相关概念

1. **分子病理学（molecular pathology）** 通过化验组织和血液中的分子，对疾病进行研究和诊断。是病理学范畴的一门新兴学科，与解剖病理学、临床分子生物学、生物化学、蛋白质组学、基因组学等有诸多交叉，具有交叉学科和多学科属性。传统解剖病理（显微水平）结合分子病理（亚显微和分子水平），能够实现更加精准的疾病诊断。

2. **分子病理检测** 是通过检测器官、组织、细胞或体液内的分子来研究与诊断疾病的技术。

（二）主要任务

通过开发分子与遗传学技术及标志物，实现疾病的诊断与分类、治疗反应与疾病进展的预测、个体疾病遗传易感性的判断等。

（三）主要应用领域

1. **肿瘤诊疗领域** 分子病理检测主要应用于肿瘤诊疗领域。除指导治疗策略制定（包括靶向治疗、免疫治疗等）以外，分子病理检测还可应用于评估肿瘤遗传易感性、早期筛查、辅助诊断、预后评估、监测病程（监测复发、评价药物治疗效果、探索耐药机制等）

等，贯穿肿瘤诊疗全程。

长期以来，组织病理诊断（解剖病理）一直是肿瘤诊断的“金标准”。病理医生在显微镜下观察HE染色切片中病变组织的形态学改变，结合免疫组化染色结果，出具组织病理诊断报告。组织病理诊断报告对肿瘤诊疗至关重要，不同的病理类型如良性肺肿瘤与恶性肺肿瘤、小细胞肺癌与非小细胞肺癌，在治疗上差别非常大。到目前为止，虽然组织病理诊断依然是肿瘤诊断的“金标准”，但是仅有组织病理诊断信息，已经难以满足日新月异的肿瘤精准诊疗需求。

随着分子病理检测技术的发展，现在已经进入了靶向治疗和免疫治疗时代，很多肿瘤分子标志物以及对应的靶向药物已经被挖掘并应用于临床，传统组织病理诊断需结合分子病理检测，才能够实现更加精准的肿瘤诊断与治疗。肿瘤遗传易感性检测在国外起步比较早，随着下一代测序技术的发展，国内近几年已得到更多的重视。

2. 其他 如用于感染性疾病、遗传性疾病及产前诊断和筛查等。

（四）发展历程

1865年，孟德尔发现了遗传法则；1953年，沃森和克里克发现了DNA的双螺旋结构；1969年，荧光原位杂交技术正式起步；1976年，简悦威教授应用分子杂交技术在世界上首次完成了基因诊断；1977年，桑格等发明了第一代测序技术，随后发展出DNA液相杂交和点杂交、限制性酶谱分析、限制性片段多态性分析（restriction fragment length polymorphism，RFLP）、寡核苷酸探针杂交等多种分子诊断技术；1985年穆利斯等发明了聚合酶链反应（polymerase chain reaction，PCR），该技术的发明和应用是基因诊断历史上具有里程碑意义的事件。20世纪90年代后，人类基因组计划的启动和实施促进了以生物芯片（biochip）和第二代及第三代测序技术等为代表的高通量密集型基因检测技术的成熟，2005年下一代测序（next-generation sequencing，NGS）技术出现，2010年前后第三代测序技术面世，推动了分子病理检测和肿瘤精准诊疗的迅猛进展。

二、肿瘤基因变异类型

所有的恶性肿瘤都是基因病，存在基因改变，这种基因改变多由环境、化学因素、病毒等致癌因素引起，只有少数肿瘤患者具有明确的遗传性基因改变。正常人体中的DNA受到损伤后，绝大部分都会得到精准的修复，但是如果损伤修复失败，就会导致不同类型基因变异，基因变异的不断累积最终会引发肿瘤，所以年龄越大恶性肿瘤发生率越高。少部分人群具有明确的与肿瘤发生、发展相关的遗传性基因改变（尤其是与DNA损伤修复相关基因的改变），更容易导致机体内突变的累积和肿瘤的发生。

根据核苷酸变异类型，肿瘤基因变异可分为以下4种主要类型：单核苷酸变异（single nucleotide variation，SNV）、插入/缺失（indel）、结构变异（structural variation，SV）和拷贝数变异（copy number variation，CNV）。

三、分子病理检测技术

肿瘤分子病理检测的检测对象覆盖蛋白、RNA、DNA等各类分子标志物，检测材料包括组织、外周血、体液等。可以在细胞/组织原位（in situ）进行检测，也可以在分离提取相应分子后进行检测。在临床实践中，需要根据不同的应用场景、不同的送检材料、不同的基因变异类型选择合适的肿瘤分子病理检测技术和项目。

按照技术原理区分，肿瘤分子病理检测技术可分为以下4种。①基于免疫反应的检测技术：如免疫组织化学（immunohistochemistry，IHC）、免疫荧光、酶联免疫吸附试验（enzyme linked immunosorbent assay，ELSIA）等。②基于核酸杂交的检测技术：如荧光原位杂交（fluorescence in situ hybridization，FISH）、基因芯片技术、阵列比较基因组杂交（array comparative genomic hybridization，aCGH）。③基于PCR的检测技术：如逆转录PCR（reverse transcription PCR，RT-PCR）、定量聚合酶链反应（quantitative polymerase chain reaction，qPCR）、数字PCR等。④基因测序技术：如Sanger测序、NGS技术、三代测序技术等。这些检测通过化学显色、放射自显影、荧光信号、电信号等途径，获得图像或者信号，最终转化为检测结果。

不同的基因变异形式对应不同的检测方法：单核苷酸变异与小片段插入/缺失可以应用Sanger测序、基于PCR的方法，部分情况下也可用IHC等检测；结构变异可以应用FISH、IHC、基于PCR的方法等；拷贝数变异可以应用FISH、IHC、aCGH等。

（一）免疫组织化学

免疫组织化学（简称免疫组化）是利用抗原与抗体间的特异性结合原理和特殊的标记技术，对组织和细胞内的特定抗原或抗体进行定位、定性或定量检测的一门技术，是肿瘤病理诊断的常规辅助手段。目前多采用酶标记，最终催化底物反应而显色。最大的优点是细胞和组织原位的蛋白检测，将形态学改变与分子标志物结合，能够观察分子标志物在细胞内的真实定位，有利于病理医生结合细胞定位更加准确地判读检测结果。

目前，一张免疫组化切片通常仅检测单个标志物，计数及定量费时费力且主观性强，多重标记、自动计数及定量是IHC的未来发展方向。

（二）免疫荧光

免疫荧光原理与免疫组化基本一致，但其采用荧光标记，通过荧光显微镜观察和采集荧光信号，而非酶标记和底物显色。其优势是与暗背景的对照比较鲜明，适合多重标记以观察细胞内分子的共定位以及活细胞/活体内分子的动态变化。免疫荧光技术与免疫组化技术的对比见表2-1-1。

表2-1-1 免疫荧光技术与免疫组化技术的对比

	免疫荧光技术	免疫组化技术
组织学形态	差	好
背景染色	+	±
是否需要冷冻切片	是	否
可否用于石蜡切片	否	可以
染色后切片保存时间	1周左右	数年

续 表

	免疫荧光技术	免疫组化技术
可否用于电镜	否	可以
可否用于活细胞染色	可以	否
是否需要荧光显微镜	是	否

笔记

（三）荧光原位杂交

荧光原位杂交是应用荧光标志物标记已知碱基序列的核酸分子作为探针，与组织、细胞中待测的核酸按照碱基配对的原则进行特异性结合而形成杂交体，通过荧光显微镜检测荧光信号，从而检测细胞和组织样本中的染色体或基因异常的技术。与FISH原理类似的技术包括显色原位杂交技术（chromogenic in situ hybridization，CISH）、RNA原位杂交（RNA in situ hybridization，RNA ISH）等。

（四）聚合酶链反应

聚合酶链反应是分子生物学的经典技术，是分子生物学研究极其重要的工具，在分子病理检测中应用广泛，大幅降低了基因研究的费用和时间。常用的检测技术如下。

1. 传统PCR 先对目标序列进行扩增，再通过凝胶电泳半定量扩增产物来检测DNA水平的分子改变。

2. 定量PCR 在传统PCR的基础上，实现了在同一封闭体系内边扩增边定量检测产物，是PCR技术的又一次革新，其中实时定量PCR（real-time quantitative PCR）已在临床广泛应用，可以应用于肿瘤组织的单个或数个基因突变检测（如*KRAS*、*NRAS*、*EGFR*、*BRAF*等基因），用于靶向治疗指导、耐药检测、预后判断等。

3. 数字PCR（digital PCR，dPCR） 是近年来兴起的更为灵敏的绝对定量PCR技术，又称第三代PCR。与传统定量PCR不同，数字PCR进行绝对定量时无须使用标准品及标准曲线，不依赖扩增效率，可以检测到较小倍数变化的差异，因此适用于低丰度突变的检测，尤其适用于仅能提供少量样本的情况，如需多次长期监测肿瘤复发、转移或耐药情况（ctDNA检测）；检测血液系统疾病中传统手段无法观测到的微小残留病变。

4. 甲基化特异性PCR（methylation-specific PCR，MS-PCR） 是一种简便且敏感的检测单基因甲基化的技术。其原理是首先用亚硫酸氢钠修饰处理基因组DNA，未发生甲基化的胞嘧啶被转化为尿嘧啶，而甲基化的胞嘧啶则不变，据此针对甲基化和非甲基化序列分别设计一对引物并进行PCR，检测基因组DNA中目标区域CpG岛的甲基化水平。在经亚硫酸氢钠修饰处理的基因组DNA样本中，如果用针对甲基化序列的引物能获得扩增产物，则说明目标区域存在甲基化；若用针对非甲基化序列的引物能获得扩增产物，则说明目标区域不存在甲基化。MS-PCR可应用于结直肠癌、内膜癌等肿瘤中的*MLH*1基因启动子甲基化状态检测，辅助遗传性非息肉病性结直肠癌筛查；也可应用于脑胶质瘤中的*MGMT*基因启动子甲基化检测，预测肿瘤化疗效果及预后。

5. 其他 还包括原位PCR、多重PCR、巢式PCR等。

笔记

（五）第一代测序技术

第一代DNA测序技术中具有代表性的方法是双脱氧链终止法和化学降解法，前者又称Sanger测序法，是运用最广泛的第一代测序技术。

1. 基本原理 由于双脱氧核苷三磷酸（dideoxyribonucleoside triphosphate，ddNTP）的2′和3′端都不含羟基，其在DNA的合成过程中不能形成磷酸二酯键，因此可以用来中断DNA合成反应。在4个DNA合成反应体系（含dNTP）中加入一定比例带有标记的ddNTP（分为ddATP、ddCTP、ddGTP和ddTTP 4种，每个体系分别加入1种ddNTP），通过凝胶电泳和放射自显影，可以根据电泳带的位置确定待测分子的DNA序列。以已知位点突变检测为例，Sanger测序的基本实验流程包括设计相应引物、扩增PCR、测序PCR、毛细管电泳检测。

2. 特点 Sanger测序读长能达到800～1000bp，且测序用时短，只需要几十分钟即可完成一次测序，测序准确度可达99.999%。因而，Sanger测序目前仍是DNA测序的“金标准”，也是NGS检测结果验证的主要手段。但是，Sanger测序通量低，在没有明确候选基因或候选基因数量较多的大样本检测时费时费力，成本较高，且检测灵敏度低，为15%～20%。另外，由于一次Sanger测序的PCR长度在300～1000bp，因此限制了其在大片段序列测定的应用，不能检测大片段缺失或拷贝数变异等基因突变类型。

3. 应用 作为最经典的测序方法，Sanger测序在肿瘤领域中具有重要的应用价值。①应用于肿瘤等疾病中已知特定基因突变的检测，帮助确诊疾病、监测病程、判断预后和指导治疗等。如应用Sanger测序检测*c-KIT*和*PDGFRA*基因特定区域的突变情况，可预测酪氨酸激酶抑制剂伊马替尼对胃肠道间质瘤患者靶向治疗的疗效。②作为NGS、qPCR等其他测序/突变检测技术的检测结果验证的“金标准”。

（六）下一代测序技术

下一代测序又称高通量测序（high-throughput sequencing，HTS）、大规模并行测序（massively parallel sequencing，MPS）、二代测序（second-generation sequencing）。2005年后出现的NGS技术使得肿瘤基因组研究进入高通量时代，大力推动了肿瘤临床与科研的发展。

1. 测序方法 不同NGS测序技术平台的基本原理各不相同，依赖不同的测序模板制备方法（如桥式扩增、油包水乳液PCR）、序列测定方法（如基于可逆终止化学测序、基于连接反应的测序、焦磷酸测序）、基因组比对与组装方法等。

在进行NGS检测前，需要综合考虑临床与科研需求、检测成本、敏感性、特异性、结果分析的复杂程度等因素，选择合适的检测内容以及相应的检测策略，包括靶向测序、全外显子组测序（whole-exome sequencing，WES）、全基因组测序（whole-genome sequencing，WGS）、全转录组测序、全基因组甲基化测序、染色质免疫共沉淀测序（chromatin immunoprecipitation sequencing，ChIP-Seq）等。

2. 特点 与WES和WGS相比，靶向测序可以达到更高的测序深度，增加检测的敏感性与特异性。靶向测序需要的样本量较少，产生的数据量较小，存贮要求较低，通常应用台式测序仪即可完成检测。更为重要的是，通常纳入靶向测序检测范围的基因在该疾病中临床意义较明确（已被确认或有文献报道），因而检测结果的分析与临床意义解读比较简单，易于被临床医生理解和掌握。

3. 应用 在肿瘤领域，NGS技术可应用于评估遗传易感性、早期筛查、辅助诊断、预后评估、指导治疗（包括靶向治疗、免疫治疗等）、监测病程（监测复发、评价药物治疗效果、探索耐药机制等）等，大力推动了肿瘤的精准诊疗。

（七）三代测序

"三代测序（third-generation sequencing）"的提法出现于2008—2009年，但测序技术代际划分较为模糊。一些学者认为，单分子测序、实时测序以及核心方法有别于已有技术的新型测序技术，应是"三代测序"技术的定义性特征。也有学者认为，以Sanger测序技术为参照，新出现的测序技术均可称为NGS，按照这一观点，所谓"三代测序"仍可归入NGS范畴。

目前，"三代测序"通常是指无须DNA扩增的单分子测序技术，以Heliscope单分子荧光测序技术、单分子实时测序（single-molecule real-time sequencing，SMRT）技术以及纳米孔单分子技术为代表。其中，Heliscope技术和SMRT技术利用荧光信号进行测序，而纳米孔单分子测序技术则利用电信号进行测序。"三代测序"技术从原理与特点来看，有其自身优势（如能够获得较长的读长、有望解决单倍体基因组组装和结构变异识别，是测序技术发展的重要方向；单分子测序技术从原理上具备潜力与优势，但是其成熟与完善尚需时日，还需要经过实践检验。

（八）液体活检

目前最常用的液体活检材料是血液循环肿瘤DNA（circulating tumor DNA，ctDNA），此外还有游离DNA（cell-free DNA，cfDNA）、循环肿瘤细胞（circulating tumor cell，CTC）和胞外体。ctDNA检测对检测敏感性要求极高，主要方法有NGS、数字PCR、定量PCR等。

液体活检在肿瘤筛查与早期发现、预后评估、疗效及耐药监测中均具有重要的潜在应用价值。液体活检（尤其是ctDNA检测）只需要外周血即可检测，可以反复多次检测，受肿瘤异质性影响小，是临床应用前景广阔但又富有挑战性的分子检测新技术。

四、临床应用

分子病理检测贯穿肿瘤诊疗的全过程，包括遗传易感性检测、肿瘤筛查与早期发现、病理诊断、分子分型、预后评估、用药指导、耐药机制检测、病程监控。

（一）遗传易感性检测

1. 肿瘤的遗传模式 可大致分为以下三类。

（1）常染色体显性遗传：是目前已知的大多数遗传性肿瘤综合征所遵循的遗传模式，突变常发生于抑癌基因。在这种模式下，如果父母双方有一方携带突变基因，那么每一个子女遗传到该突变基因的可能性为50%。

（2）常染色体隐性遗传：常发生于DNA损伤修复相关的基因，只有个体内两个等位基因均发生突变才会导致相应的遗传综合征。在这种模式下，只有父母双方均携带突变基因，子女才有可能遗传到分别来自父系及母系的两个等位基因的突变，因而这种情况通常比较罕见，相对多见于近亲婚配者的子女。这种DNA损伤修复相关基因的常染色体隐性遗传综合征往往也容易引起一些相关的肿瘤。

（3）不明突变：虽然肿瘤具有一定程度的家族性聚集，但是并没有找到明确的遵循以上两种模式的肿瘤相关突变基因。这种情况可能是多个基因相互协同作用的结果，也可能是与之相关的基因功能尚不明确或者功能不显著，有待于深入研究。

2. 检测标本 肿瘤遗传易感性检测多采用外周血（白细胞），也可用唾液、正常组织等。

3. 意义 通过肿瘤遗传易感性相关基因的胚系突变检测，能够评估家系中个体的相关肿瘤遗传易感性，并制定相应的遗传管理措施，以预防和早期发现肿瘤。

4. 相关临床应用 遗传性乳腺癌-卵巢癌综合征（hereditary breast and ovarian cancer syndrome，HBOC）是一种特定类型的遗传性肿瘤综合征，家系中乳腺癌、卵巢癌、前列腺癌、胰腺癌等恶性肿瘤的发病风险显著升高。这一类遗传性肿瘤综合征之前受到的关注比较少。但是，随着基因检测技术的进步以及其在肿瘤诊疗中的应用，该类疾病也越来越受到重视。

玛丽-克莱尔·金（Mary-Claire King）博士首先发现并定位了所谓的乳腺癌基因（*BRCA*基因）。它包括两个基因，*BRCA*1和*BRCA*2，这两个基因分别位于17号染色体长臂和13号染色体长臂。现在已经明确，*BRCA*1和*BRCA*2基因胚系突变就是导致HBOC最主要的原因。

*BRCA*1/2基因属于抑癌基因，其编码产物在DNA双链损伤后的修复过程中发挥关键角色作用。这种机体内精确的DNA双链损伤后的修复过程，称为同源重组修复。同源重组修复过程中有诸多的分子参与，BRCA1/2蛋白是其中最为关键的两个蛋白。*BRCA*1/2基因致病性突变使编码蛋白功能严重受损，引起DNA双链损伤后的同源重组修复障碍，使得细胞通过不那么精确的其他修复方式完成修复，引起DNA突变的累积，导致肿瘤的发生、发展。

由*BRCA*1/2基因胚系突变导致的HBOC呈常染色体显性遗传模式。也就是说，如果父母双方有一方携带*BRCA*1/2基因胚系致病性突变，那么每一个子女遗传到该突变基因的可能性为50%。*BRCA*1/2基因的胚系突变检测能够识别HBOC家系，评估家系中个体的肿瘤遗传易感性，制定相应的遗传管理措施，包括采取预防性手术、制定定期筛查方案、生育的选择与干预、家系中其他亲属的遗传风险评估等。

（二）病理诊断

精准医疗时代的完整病理诊断需要整合临床信息、大体形态、组织学形态、特殊染色、免疫组化以及分子病理检测结果，综合考虑。而分子病理检测使病理分型越来越精细，病理诊断越来越精准。2020年世界卫生组织《骨与软组织肿瘤分类》中更新的主要肿瘤类型，如*EWSR*1与非*ETS*家族基因融合的圆细胞肉瘤、*EWSR*1-*SMAD*3融合纤维母细胞瘤、*BCOR*重排肉瘤、*CIC*重排肉瘤、*NTRK*重排间叶性肿、*PRDM*10重排浅表型CD34阳性纤维母细胞肿瘤，均需依赖分子病理检测最终明确诊断。随着NGS技术，尤其是基于

RNA的NGS融合检测技术的改进，可以预期会有更多新的基因融合相关肿瘤病理类型被提出。

肿瘤病理诊断相关分子检测一般采用肿瘤细胞/组织进行检测。

（三）分子分型

分子分型（intrinsic subtypes）已经应用于多种实体瘤，用于指导治疗及预后评估，一般采用肿瘤细胞/组织检测，但MSI的PCR检测需要使用外周血（白细胞）或正常组织作为对照。下面以其在乳腺癌和子宫内膜癌中的应用为例进行介绍。

1. 乳腺癌 2000年佩鲁等提出了基于基因表达谱的乳腺癌分子分型，该分子分型经过不断完善与优化，目前仍在乳腺癌治疗与预后评估中扮演着非常重要的角色。其标准检测方法为PAM50（prediction analysis of microarray using 50 classifier genes plus 5 reference genes）基因表达检测，即根据50个基因的差异表达情况，将乳腺浸润癌分为4个亚型：Luminal A、Luminal B、HER2富集以及基底样，不同亚型间的复发风险和治疗方案存在明显差异。在临床实践中，通常采用更为便捷可行的免疫组化方案来替代基因芯片检测，通过ER、PR、HER2、Ki-67 4个指标的免疫组化染色，将乳腺浸润癌分为4个相应的分子亚型：Luminal A［ER（＋）、PR≥20%、HER2（－）、Ki-67＜20%］；Luminal B［ER（＋）、PR＜20%和/或HER2（＋）和/或Ki-67≥20%］；HER2过表达［ER（－）、PR（－）、HER2（＋）］以及基底样［ER（－）、PR（－）、HER2（－）］。

2. 子宫内膜癌 近年来，分子分型在子宫内膜癌中的应用也越来越普及。研究者对373例子宫内膜癌进行整合基因组学分析，将子宫内膜癌分成了具有不同临床/病理/分子特征的4个亚型（TCGA分子分型）：POLE（超突变）、MSI（高突变）、拷贝数低（内膜样）、拷贝数高（浆液样）。子宫内膜癌TCGA分子分型有助于提示子宫内膜癌的预后及选择相应的针对性治疗策略。POLE亚型通常组织学分级较高，但预后极好；拷贝数高亚型预后最差；MSI、拷贝数低亚型预后介于POLE亚型与拷贝数高亚型之间。

在临床实践中，比较可行的策略是用免疫组化及测序方法替代复杂的多组学检测。可采用免疫组化检测MMR蛋白与p53蛋白、一代测序检测POLE热点或外切酶区域突变，也可用NGS技术同时检测POLE与*TP*53基因突变以及MSI状态。

（四）用药指导

指导肿瘤精准用药是分子病理检测在肿瘤中最重要的应用领域之一。随着检测技术与临床试验的不断进展，靶向治疗与免疫治疗药物及其适应证不断拓展与更新，使得越来越多的患者能够从肿瘤精准治疗中获益。

以非小细胞肺癌为例，2009年发表的易瑞沙泛亚洲研究（Iressa Pan-Asia Study，IPASS）结果证实了*EGFR*基因激活突变与相应小分子受体酪氨酸激酶抑制剂（EGFR-TKI）疗效密切相关，拉开了肺癌靶向治疗的序幕，使得非小细胞肺癌的治疗迈入基于生物标志物的个性化治疗时代。随后，越来越多的基因改变（*EGFR*、*BRAF*、*KRAS*、*HER*2等基因突变，*MET*基因扩增与14号外显子跳跃突变，*ALK*、*ROS*1、*NTRK*1～3、*RET*等重排）被发现，与之相应的靶向治疗药物被开发。

除了靶向治疗以外，生物标志物对指导免疫治疗也非常重要，包括MMR/MSI状态、肿瘤突变负荷（TMB）、PD-1/PD-L1表达、肿瘤新生抗原等。基于分子标志物的个性化治疗带来了肿瘤治疗模式的革新：如分子改变不同，同一病理类型的肿瘤（如同为肺腺癌）接受的精准治疗策略亦会有明显差异（同病异治）；与之相反，如分子改变相同，不同组织来源、不同病理类型的肿瘤接受的精准治疗策略可能类似（异病同治），已有多个实体瘤泛癌种分子标志物及相应肿瘤药物获得美国食品药品监督管理局（Food and Drug Administration，FDA）批准，包括dMMR/MSI-H、NTRK和TMB-H。基于此，部分临床试验开始采用新的设计思路：即篮子试验和雨伞试验，这样的临床试验可能会提高药物临床研发效率。

通常优先采用肿瘤细胞/组织进行分子病理检测以指导临床用药。在进行数百个肿瘤相关基因的合基因组分析，即所谓"大Panel"，甚至全外显子组或全基因组测序时，需要使用外周血（白细胞）或正常组织作为对照，以区分和过滤胚系变异。在肿瘤细胞/组织不可及或者过少的情况下可考虑采用液体活检。

（五）耐药机制检测与病程监测

1. 耐药机制检测 尽管很多晚期肿瘤患者对靶向治疗初始反应良好，但是几乎所有病例最后都会发生耐药，这是目前肿瘤治疗最关键的痛点之一。对肿瘤治疗后获得性耐药机制的检测与动态监测，能够有效指导后续治疗的选择。如*EGFR*突变非小细胞肺癌患者在接受一代EGFR-TKI治疗后，如出现T790M突变，后续可以考虑使用三代EGFR-TKI；如出现MET扩增，可考虑使用EGFR-TKI。相较于组织检测，ctDNA检测无创或者微创，受肿瘤异质性影响小，适合多重耐药机制的发掘及动态监测。但是，ctDNA检测技术要求较高，且对某些类型变异（如MET扩增）检出敏感性受限，必要时可采用组织检测补充。

2. 病程监测 分子病理检测可应用于肿瘤患者的全病程监测与管理。就同一个患者而言，ctDNA水平和总体肿瘤负荷密切相关，且可以反复多次检测，因而非常适合肿瘤动态监测。ctDNA动态监测可预测疗效且有可能比传统方法（血清标志物、影像学等）更早地发现肿瘤进展，有助于临床医生及时采取干预措施，调整治疗方案。现阶段最敏感和特异的ctDNA监测策略是通过数字PCR或NGS方法，追踪该患者肿瘤组织中检出的特定突变，如*SNVs*、*Indels*、重排等，黑色素瘤患者中的*BRAF V600E*突变，肺癌患者中*EGFR*突变等。

分子病理检测在肿瘤病程监测中另一个潜在的应用场景是术后患者肿瘤复发与转移的监测与预警。分子病理检测可以比影像学更早地发现肿瘤复发与转移。微小残留病灶（minimal residual disease，MRD）是一个来源于血液肿瘤的概念，近年来在肺癌等实体瘤中越来越受到重视。肺癌MRD，指的是经过治疗后，传统影像学或实验室检查方法不能发现，但通过液体活检发现癌来源的分子异常，代表着肺癌的持续存在和临床进展可能。目前多采用NGS技术检测外周血ctDNA，通过ctDNA丰度及基因突变频率（variant allele fraction，VAF）值来判定MRD状态。可手术早期肺癌MRD检测可用于预测复发风险，辅助制定术后治疗方案。对于局部晚期非小细胞肺癌根治性化放疗后完全缓解患者与晚期非小细胞肺癌系统治疗后完全缓解患者，MRD检测也可能有助于判断预后和制定进一步的治疗策略。

笔记

（六）评估新辅助治疗疗效

分子病理检测还可用来评估新辅助治疗疗效。研究表明，新辅助治疗前后及治疗期间的ctDNA动态监测可在术前预测病理完全缓解（pathologic complete response，pCR），判断术后复发转移风险，指导治疗决策。

ctDNA检测通常采用外周血（血浆）样本，需要使用专用采血管保存和运输，并尽早完成DNA提取。

第二节　影像与病理对照

医学影像学具有无创、快捷、精准的特点，可为疾病的诊疗提供客观和科学的依据。现阶段医学影像学软硬件技术发展日新月异，与微观病理学、基因组学、分子生物学和计算机技术同步发展，已能够实现宏观影像和微观病理的对照结合，对疾病的精准诊断具有重要意义。精准的影像诊断是肿瘤的精准治疗的基础，对患者的生存与转归有特殊意义。

影像诊断学源于大体病理学，其所显示的影像病理信息更能直观表达疾病的动态变化过程及规律和特征，是微观病理的宏观反映。不同的病变，在影像上的表现与病理或病理生理密切相关，不同疾病影像的改变促使我们去思考疾病背后的病理基础。肺癌作为我国目前恶性肿瘤中发病率和死亡率最高的肿瘤，具有复杂且独特的影像学表现，且不同病理类型的肺癌具有各自特殊的影像学特点。故本章以肺部肿瘤为例进行影像和病理对照讲解。

一、影像技术的发展

普通CT的分辨率为512×512矩阵，科研使用的CT分辨率可扩展到1024×1024矩阵，是普通CT的4倍，因此对硬件的存储容量要求也增加4倍，如此高的存储要求仅有大型医院能够做到。

高分辨CT的优势是不仅结节显示得更加清晰，而且能够看到内部的小血管分支穿行等更多细节信息，但辐射剂量问题也越来越受到关注。由于射线累积效应不随时间推移消失，所以低剂量扫描模式被广为推崇，美国国立综合癌症网络（National Comprehensive Cancer Network，NCCN）指南也推荐对40岁以上的高危人群进行低剂量CT筛查。但低剂量扫描模式也有其缺点：噪声大、图像不清楚，但通过重建的方式可以弥补。

CT设备更新迭代快，从20世纪70年代单层单排CT开始，先后经历多排螺旋CT等多个时代，其时空分辨率均大大提高。除硬件设备外，后处理软件也得到了长足发展，如冠矢轴三维重建、水碘分离的碘密度图（目的是显示病变血供程度）、能谱曲线及有效原子序数图等。

笔记

二、肺部结节的良恶性判断

（一）CT密度判定

根据CT密度，肺部结节分为实性结节和亚实性结节；亚实性结节又分为部分实性结节和纯磨玻璃结节。此为最常用的肺部结节分类方法。

1. **实性结节** 恶性概率最低，会混杂感染性疾病，如真菌感染、肉芽肿性疾病（如结核），见图2-2-1、图2-2-2。

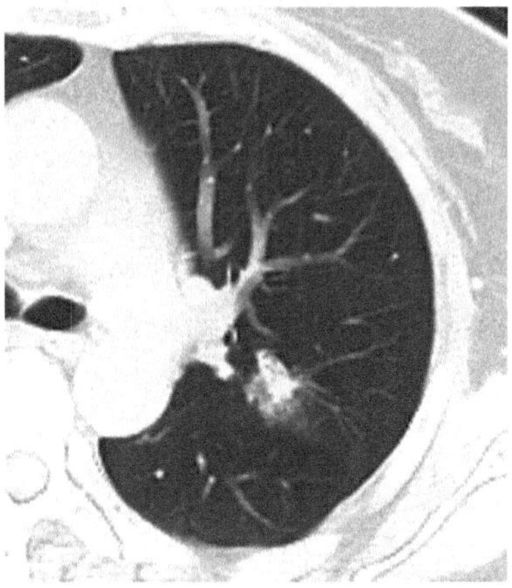

图2-2-1 左肺上叶尖后段侵袭性曲霉菌病

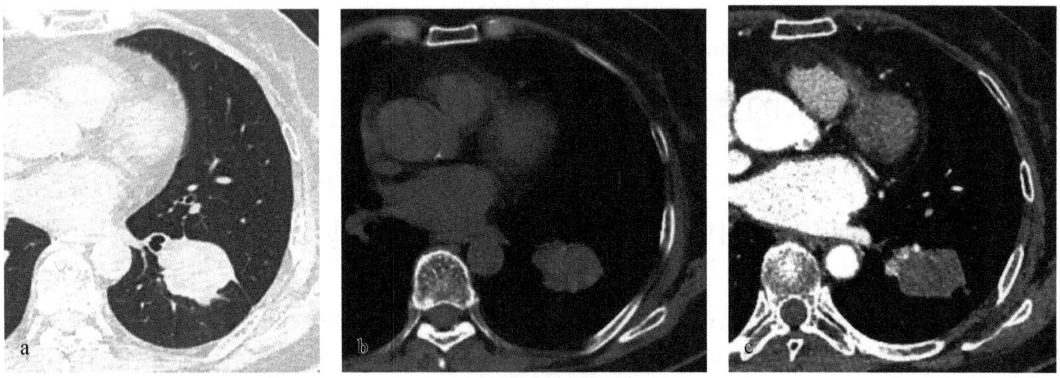

图2-2-2 左肺下叶背段肺结核球

注：a.肺窗；b.纵隔窗；c.增强CT

2. **亚实性结节**

（1）部分实性结节：恶性概率最高，有文献报道可达到63%，且结节越大，恶性可能性越大。部分实性结节的中心实性成分包含了浸润性癌，实性成分占肿瘤的比值如果小于0.5提示非侵袭性，大于0.5提示侵袭性。有些患者也可能包含肺泡塌陷或纤维增生的结构，边缘包绕磨玻璃密度影。

（2）纯磨玻璃结节：恶性概率是18%，密度越高，恶性程度越高，预后越差。如果直径超过15mm，或在冠状位、矢状位三维重建呈类球形，恶性概率较大；如果在轴位上是类圆形结节，在冠状位或矢状位呈扁平线状，恶性概率较低。纯磨玻璃结节需要在1mm薄层肺窗上观察，因为厚层图像会有部分容积效应，显示密度比较低，容易将实性结节误认为磨玻璃结节。

良恶性疾病的鉴别可通过倍增时间判断（图2-2-3），实性结节随访间隔要比纯磨玻璃结节短，如实性结节连续随访2年无明显变化，95%以上是良性病变。CT筛查出的肺小结节，其良恶性和侵袭性的判断对随访时间、分期判断、胸外科干预时机、手术方式非常重要。

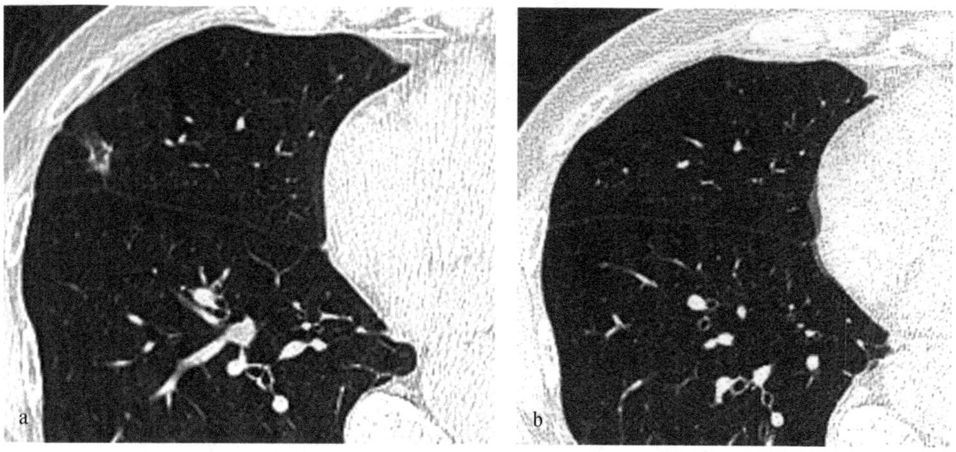

图2-2-3 随访结节消退，证实炎性

注：a.随访前；b.随访后

（二）肿瘤转移的影像判断

肺癌常见转移脏器为脑、骨骼、肾上腺、肝等，在进行内外科治疗之前，均须评价患者是否有远处转移：评价脑转移和骨转移时可使用增强MRI，骨转移还可使用核素骨扫描，肾上腺和肝转移使用腹盆增强CT。但不同检查的敏感性和特异性有所区别，对于骨转移，MRI的敏感性和特异性在90%以上，而核素骨扫描仅在60%～70%。如果经济条件允许，可以使用PET-CT鉴别肿物良恶性、评价全身情况。

肺内血行播散可表现为大小不等的类圆形实性结节，受重力和血管管径影响，常随机分布于中下肺近胸膜处。淋巴管在解剖上与支气管血管束伴行，肺内淋巴道播散时，CT表现为在外带沿着小叶间隔呈弥漫间质分布，典型表现是癌性淋巴管炎（图2-2-4）。

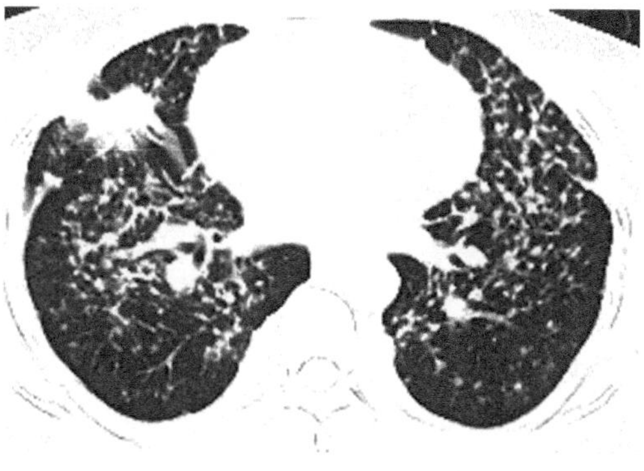

图2-2-4 癌性淋巴管炎

☞笔记

CT显示胸膜牵拉时（图2-2-5），病理未必是胸膜侵犯（表2-2-1），明确胸膜侵犯时CT纵隔窗胸膜端会显示三角形软组织成分。

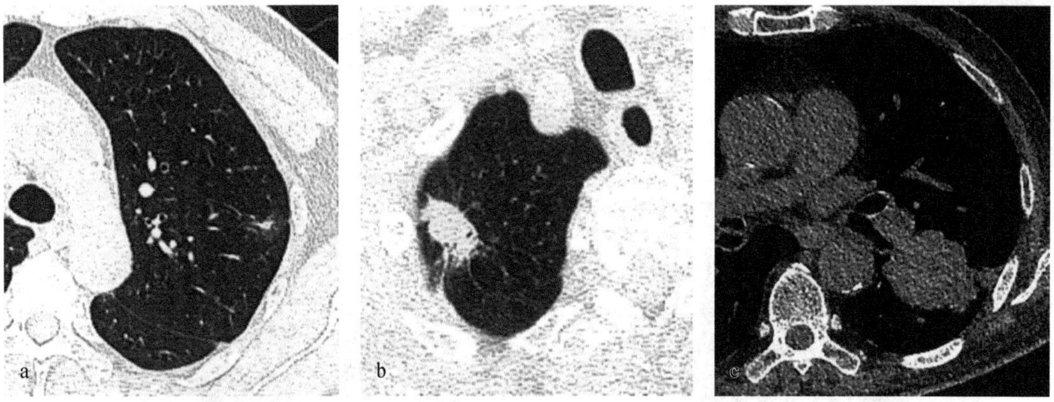

图2-2-5　胸膜牵拉模式

注：a.胸膜牵拉征1型；b.胸膜牵拉征2型；c.胸膜牵拉征3型

表2-2-1　肺癌胸膜侵犯的分级及表现

分级	表现
0级	肿瘤局限于胸膜下肺实质或者侵入胸膜表面结缔组织，但尚未侵及弹力层
1级	肿瘤侵犯超出弹力层
2级	肿瘤侵犯达到胸膜表面
3级	肿瘤侵犯壁层胸膜

（三）增强CT的作用

肺内结节临床上的常规诊断靠平扫CT，由于部分结节内部有血管分支，所以增强CT也有其意义。增强CT值，增加＜30HU、30～60HU、＞60HU分别为轻、中、重度强化。在同一层面分别测量病变区和主动脉血管区的碘密度，将其比值作为标准化的碘浓度（NIC），NIC＞0.15，提示恶性结节。

综上所述，影像判断结节良恶性须从大小、密度、影像学特点、动态随访变化等多方面综合考量，有时还要结合临床症状进行判断。

三、肺部常见肿瘤影像病例

（一）肺不典型腺瘤样增生

患者女，66岁，斜裂胸膜前右肺中叶外侧段纯磨玻璃结节，直径16mm，内有细小血管分支穿行，病理为以贴壁型为主的肺癌，镜下细胞不密集并有肺泡保留，所以影像呈现低密度的纯磨玻璃结节（图2-2-6）。

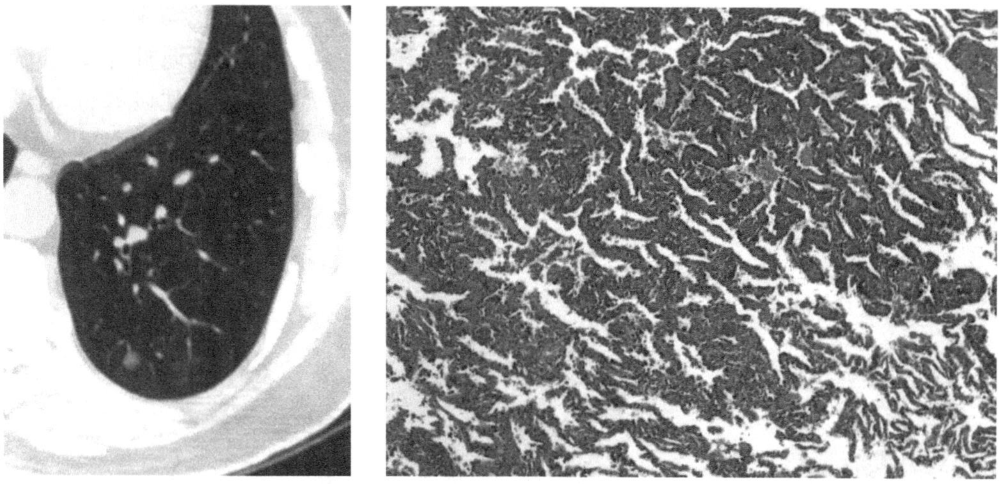

图2-2-6 肺不典型腺瘤样增生CT（左）及病理（右）表现对照

（二）肺原位腺癌

患者女，78岁，影像呈现纯磨玻璃结节，直径15mm，内有血管穿行，病理可见肺癌细胞沿肺泡壁生长延伸，没有基底层破坏（图2-2-7）。

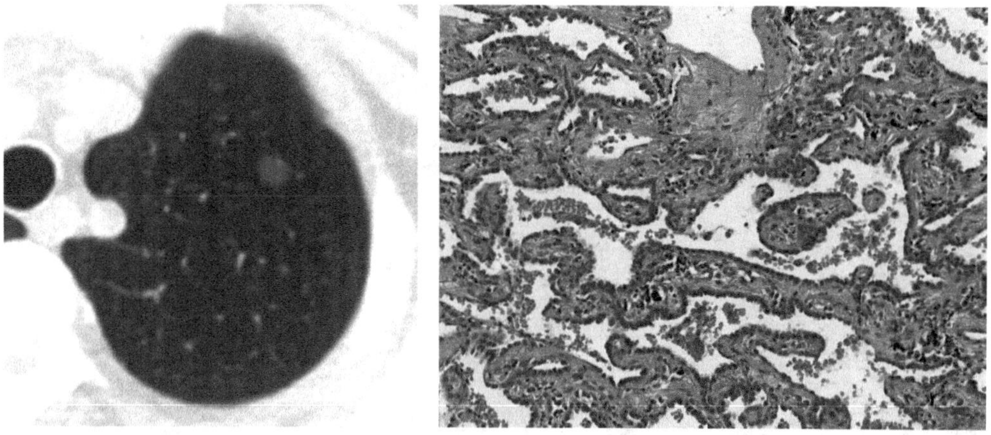

图2-2-7 肺原位腺癌的CT（左）及病理（右）表现对照

笔记

（三）侵袭性肺腺癌

患者男，61岁，左肺上叶部分实性结节，边缘包绕磨玻璃影，内见细支气管充气征，病变呈分叶状、有毛刺。病理200×镜下HE染色是以腺泡状为主的侵袭性肺腺癌（图2-2-8）。侵袭性腺癌和原位腺癌、不典型腺瘤样增生不同，病变相对较大，通常有浅分叶或细长毛刺，中心实性成分，边缘包绕磨玻璃影，内有细支气管充气征。病理显示局部有浸润成分。

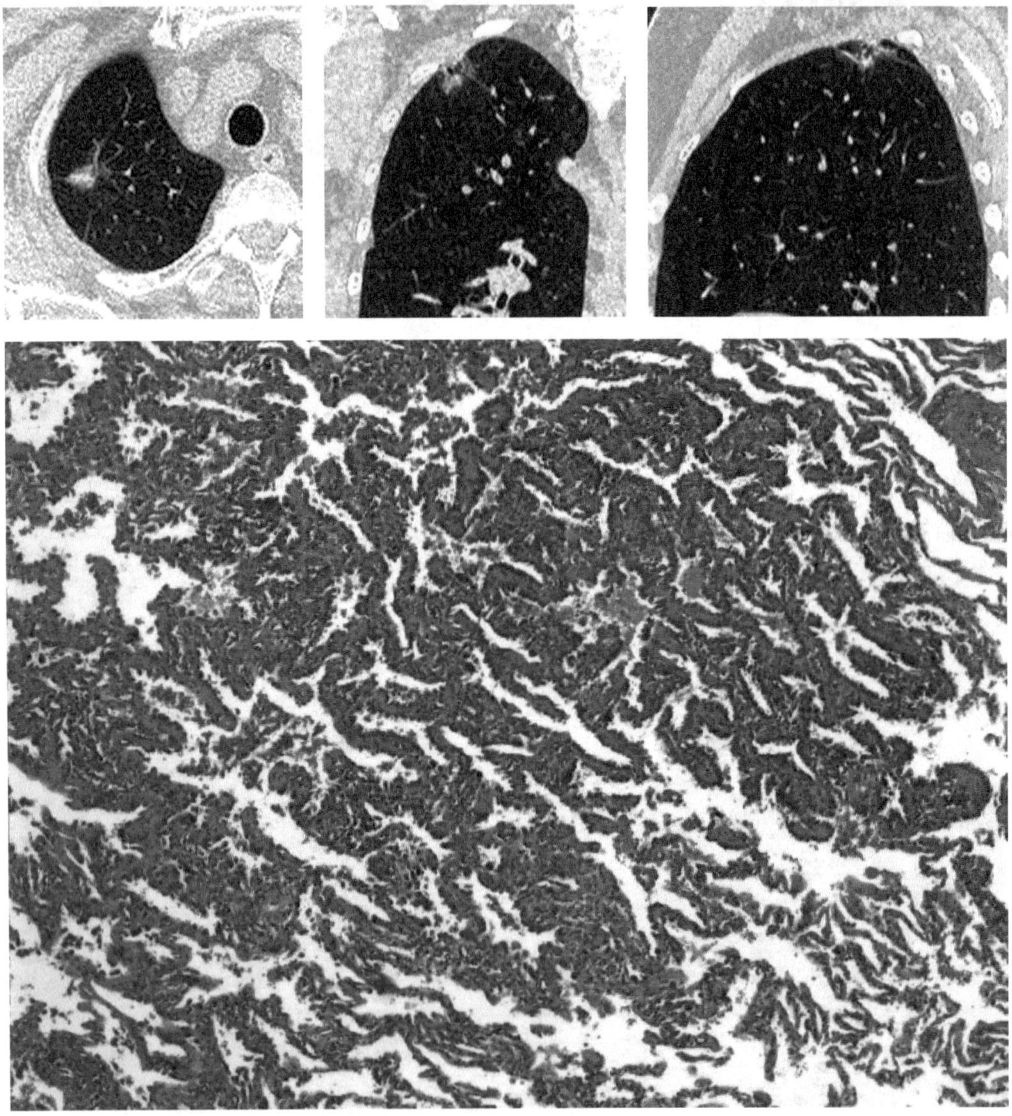

图2-2-8　侵袭性肺腺癌的CT（上）及病理（下）表现对照

笔记

（四）肺鳞状细胞癌

患者男，73岁，增强CT示右肺门旁有软组织密度的实性分叶状肿块，与支气管相通。病理大体标本边界清晰，HE染色有大量细胞间桥、角蛋白、嗜酸性粒细胞增多和角蛋白珠形成（图2-2-9）。肺鳞状细胞癌多见于中老年吸烟的男性，容易出现液化坏死形成空洞。

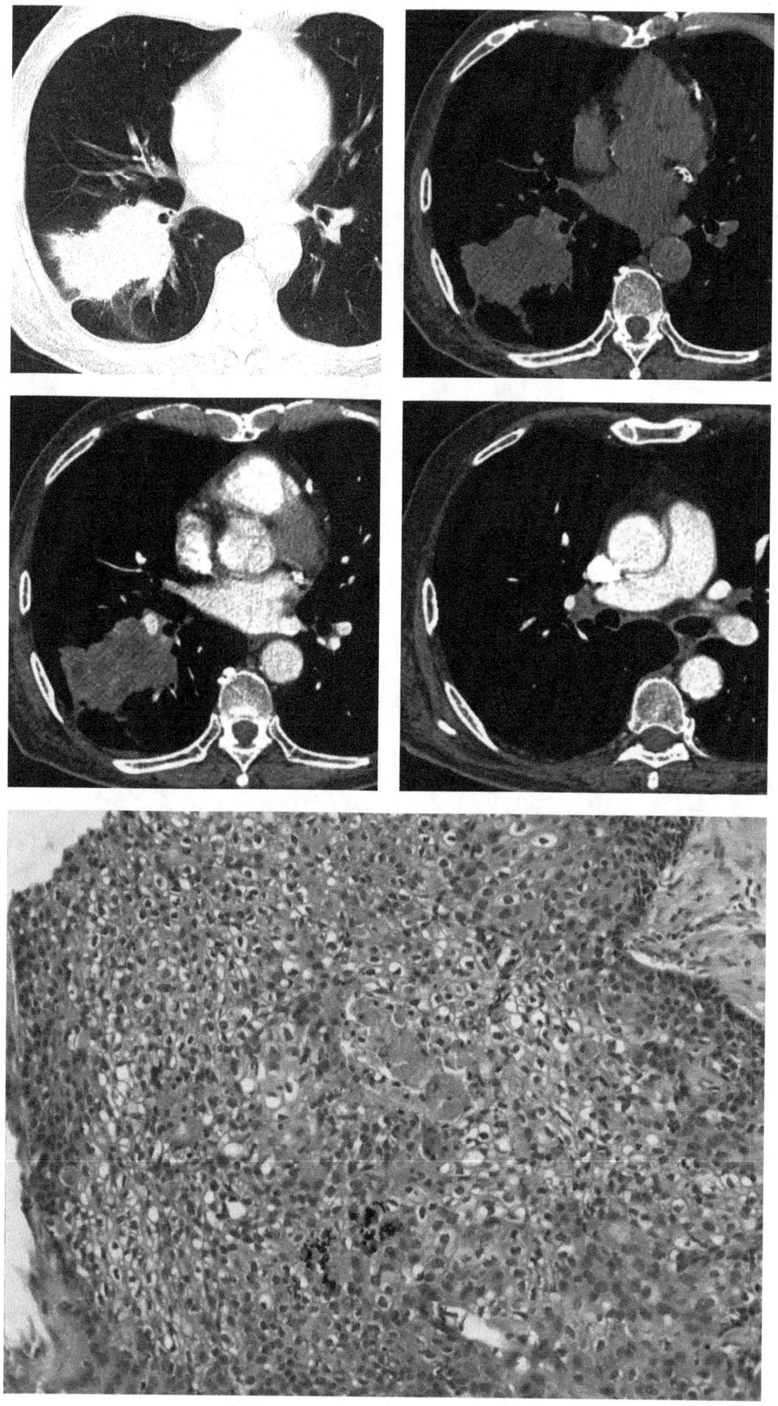

图2-2-9 肺鳞状细胞癌的CT（上、中）及病理（下）表现对照

笔记

（五）小细胞肺癌

患者女，63岁，在左肺上叶肺门旁有大的软组织密度肿块，界限不清，纵隔和左侧肺门区有多发肿大淋巴结转移。增强CT提示：中央型肺癌轮廓，推移邻近斜裂胸膜呈膨胀性生长，远端阻塞性肺不张导致肺体积缩小，病变区域叶间胸膜向上牵拉，占位病变膨胀性生长向外推移叶间胸膜，所以X线上容易形成中央型肺癌的“反S”征（图2-2-10）。小细胞肺癌通常没有手术机会，要做放疗或者化疗。在放疗时，要把中央占位和远端的阻塞性肺不张区分开，减少放疗并发症的风险。

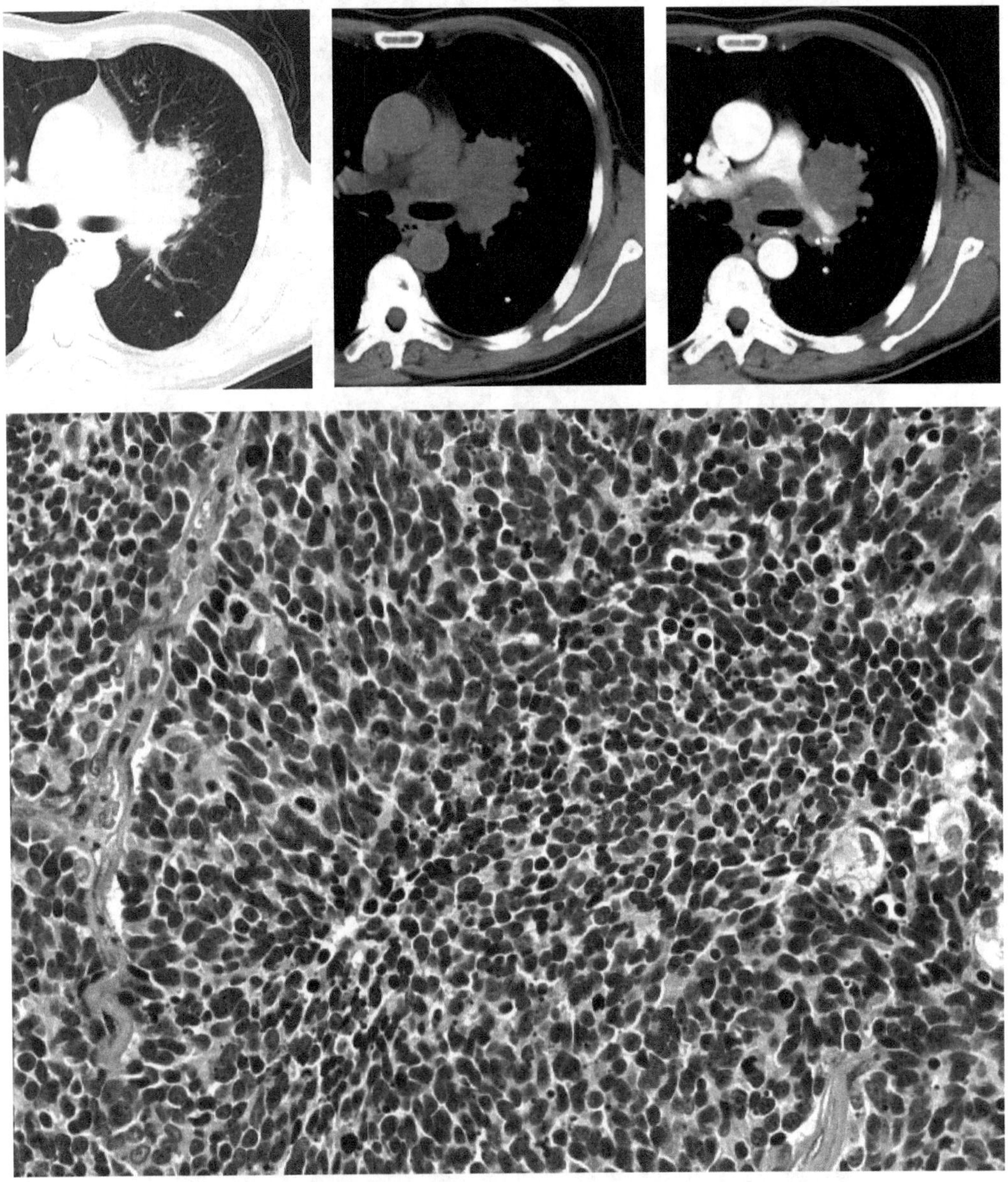

图2-2-10　小细胞肺癌的CT（上）及病理（下）表现对照

笔记

总之，肺实性结节恶性概率最低，良性病变多见，需要进行鉴别。PET-CT可以辅助诊断，在肺内主要鉴别良恶性、原发肿瘤分期、确定有无淋巴结转移，同时指导穿刺活检的部位，指导治疗和判断预后等；缺点是价格比较昂贵，需要自费，可能出现假阳性，如急性炎症感染、肉芽肿性炎症可以表现为高代谢；但也有一些假阴性的情况，如低度恶性肿瘤（类癌、腺样囊性癌、肺原位腺癌等），还有1cm以下小肺癌，尤其呈磨玻璃密度时，容易出现假阴性。磁共振没有辐射，随着技术的发展，肺内应用越来越多，主要用于对射线比较敏感的孕妇和儿童，但不足是磁敏感伪影和运动伪影影响比较大，目前还无法实现短时间内大范围扫描。磁共振对钙化显示不是特别敏感，幽闭恐惧症患者或者体内有磁共振不兼容的植入物患者，做磁共振检查比较受限。目前包括能谱CT、磁共振弥散加权成像、用于科研的对比剂等，都是为了呈现多参数多彩的影像，提供更多的定量参数帮助鉴别诊断和满足临床需求。

第三节 PET-CT

恶性肿瘤的精准诊断对改善患者生存和预后有重要作用，PET-CT在肿瘤的精准诊断中发挥着重要的作用。传统的影像学检查如超声、CT和MRI等主要从形态学角度确定病变的良恶性，对设备的灵敏度和医生的经验要求较高；除此之外，判断患者是否发生局部转移或远端转移成为一直困扰影像医生和肿瘤医生的难题。2001年后PET-CT应用于临床，使肿瘤的无创诊断达到了前所未有的高度，通过放射性核素显像可以清晰地显示疾病早期的生物学改变，对肿瘤的早期诊断、良恶性肿瘤的鉴别诊断、恶性肿瘤的准确分期、恶性肿瘤的疗效评价、恶性肿瘤的手术及放疗范围确定等方面产生了巨大的作用，推动肿瘤精准诊断发生革命性改变。

PET-CT是将正电子发射断层成像（positron emission tomography，PET）和CT图像进行同机融合，使一次成像即可获得PET的功能代谢成像及螺旋CT的精细结构影像，提高了诊断效能。

一、PET的相关知识

（一）加速器

1. **医用放射性核素** 是通过回旋加速器产生出来的，与PET配套使用发射正电子的短半衰期核素^{11}C、^{13}N、^{15}O、^{18}F等均由加速器产生，半衰期分别为20分钟、10分钟、2分钟和110分钟。由于它们的稳定同位素是机体的主要组成成分，其半衰期短，能发射β^+和γ射线，在生命科学中广泛应用。

2. **放射性核素发生器** 是一种定期从较长半衰期的放射性母体核素中分离出来，然后衰变产生的较短半衰期的子体放射性核素装置，如^{68}Ge-^{68}Ga发生器，^{68}Ga的半衰期为68分钟。

笔记

（二）显像剂

1. **代谢显像** 氟-18-脱氧葡萄糖（^{18}FDG，或^{18}F-FDG）是目前最成熟的代谢显像剂，至今仍没有其他显像剂可以取代它，享有“世纪分子”之称。在临床上，^{18}FDG除了用于肿瘤的早期诊断与分期、转移与复发监测、疗效评价之外，还可用于神经、精神疾病的脑功能研究，以及用于心肌存活的判定，以区别梗死心肌是否有存活，为冠心病患者是否选择血运重建提供依据。除了葡萄糖代谢显像，目前临床还有氨基酸、核苷酸、乙酸盐、脂肪酸、胆碱及氧代谢显像。

2. **受体显像** 利用放射性核素标记生物活性物质，其与靶组织中的高亲和力受体产生特异性结合，通过扫描仪显示其功能与分布。如^{68}Ga标记的奥曲肽诊断神经内分泌肿瘤，^{68}Ga标记的RGD整合素受体显像评价新生血管情况。

二、PET的影像特点

目前无论是PET-CT还是PET-MRI，应用的显像剂95%以上都是^{18}FDG。研究显示，大部分肿瘤细胞即使在有氧情况下仍然以糖酵解为主要的能量获取方式。^{18}FDG与天然葡萄糖一样，静脉注射后，能被细胞膜的葡萄糖转运蛋白跨膜转运到细胞内，然后被己糖激酶磷酸化生成6-PO4-脱氧葡萄糖，其不能被磷酸果糖激酶识别进入下一个反应过程，只能滞留在细胞内。它反映了机体组织和细胞内葡萄糖的分布和摄取水平。

（一）^{18}FDG PET-CT图像分析

1. **视觉定性分析** 通过视觉对图像中^{18}FDG的摄取及分布进行分析。

2. **半定量分析** 组织中灰度高的区域是放射性摄取增高灶，通常采用标准摄取值（standardized uptake value，SUV），通过框选一个感兴趣区，测量感兴趣区组织的放射性计数和药物及注射的剂量、患者的体重，可以得到SUV值。SUV值用于判断^{18}FDG的摄取程度。SUV值包括平均SUV值和最大SUV值（SUVmax）。SUV值越高，则恶性肿瘤的可能性越大。计算公式如下：

$$\text{SUV}=\frac{\text{感兴趣区平均放射性活度（Mbq/m）}}{\text{注入放射性活度（Mbq/体重kg）}}$$

（二）图像判断

1. **正常图像** 静脉注射^{18}FDG后45～60分钟显像，全身各器官摄取分布如图2-3-1，各组织器官的SUV值见表2-3-1。

笔记

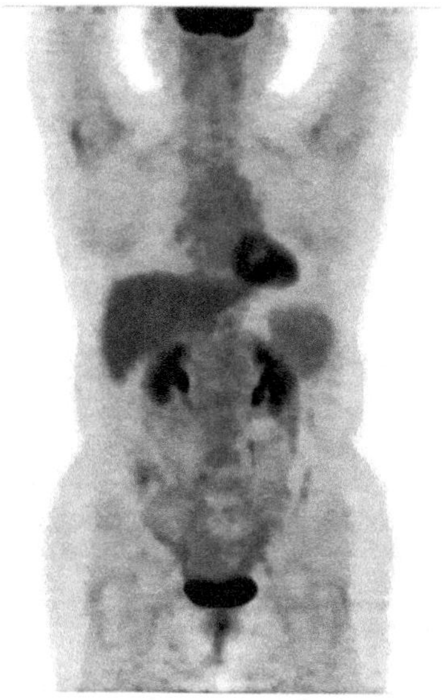

图2-3-1 正常人PET最大密度投影重建（maximum intensity projection，MIP）图

表2-3-1 正常组织器官的SUV值

组织器官	SUV值	组织器官	SUV值
肺	0.36±0.12	肝	1.66±0.57
肺门	0.49±0.23	脾	1.18±0.46
纵隔	0.59±0.12	腹腔淋巴结	1.03±0.43
食管	1.07±0.30	腰椎	0.46±0.07

2. **异常图像** 除了脑、心脏、肝、脾、肾、肠道等正常组织对^{18}FDG摄取，肾及膀胱内可见放射性尿液滞留。其余部位如果出现异常的^{18}FDG摄取增高灶就考虑为病变。大部分恶性肿瘤无论是原发灶还是转移灶，在图像中多表现为局灶高摄取病变，可以同正常组织的摄取区分开（图2-3-2）。

笔记

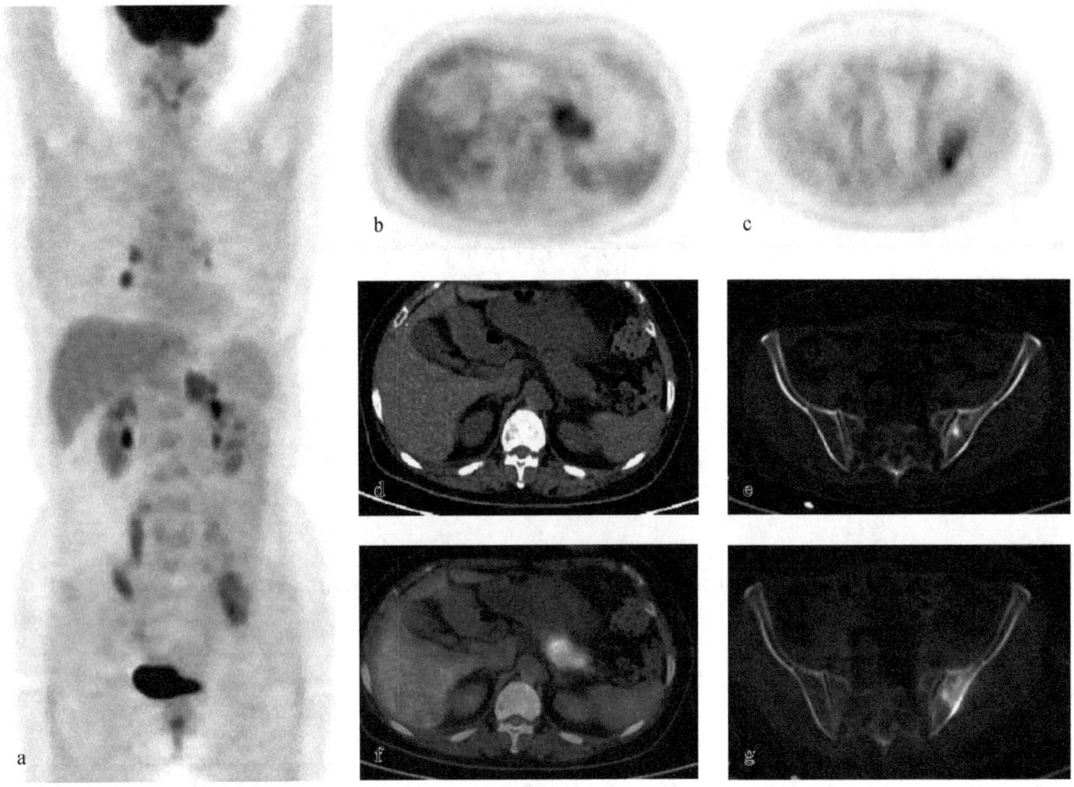

图2-3-2 胰腺癌多发转移显像

注：a.胰腺癌多发转移PET MIP图；b/d/f.胰腺癌PET、CT、PET-CT横断面显像；c/e/g.左髂骨转移PET、CT、PET-CT横断面显像

三、PET的临床应用

（一）病变良恶性鉴别

对于中央型肺癌，CT或纤维支气管镜活检多可明确诊断。单独CT或PET诊断的难点在于表现为孤立性肺结节（solitary pulmonary nodule，SPN）的周围型肺癌。PET-CT显像可以鉴别SPN的良恶性，对恶性结节尽快进行手术切除。SPN的定性诊断是影像诊断中的难点，国外报道33%的SPN是原发性恶性结节，5%是孤立肺转移，54%是炎性肉芽肿，6%是错构瘤，2%是支气管腺瘤。大部分病变通过CT可作出正确诊断，但仍有部分病变定性困难。针对肺内孤立实性结节，如果^{18}FDG没有代谢活性则良性病变可能性大（图2-3-3）。有研究显示，孤立结节的非小细胞肺癌，随病变中肺泡癌成分的增加，病变的SUV值会减少（图2-3-4、图2-3-5）。

^{18}FDG PET在判断原发肿瘤伴阻塞性炎症和肺不张时有明显优势。肺不张或不张肺引起的炎性病变的代谢活性会明显低于肿瘤组织，通过图2-3-6可见，^{18}FDG PET显示原发灶代谢明显增高，远端不张肺组织弥漫代谢略增高。这对于确定活检部位及放疗有重要意义。资料显示，通过^{18}FDG PET显像可以改变30%～40%的肺癌患者的照射野。

笔记

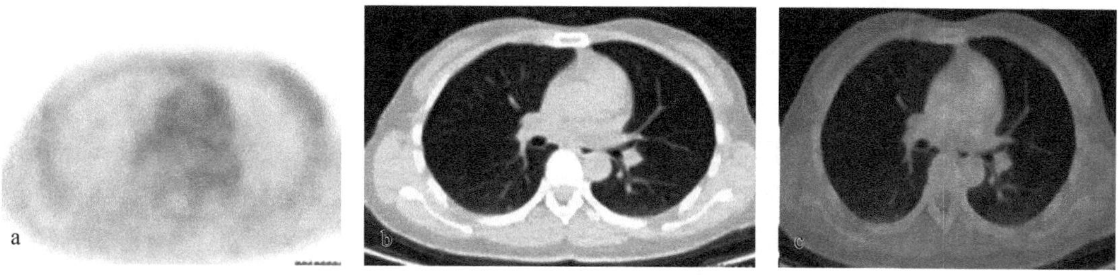

图2-3-3 右肺陈旧性病变显像

注：a.PET横断面显像；b.CT横断面显像；c.PET-CT横断面显像

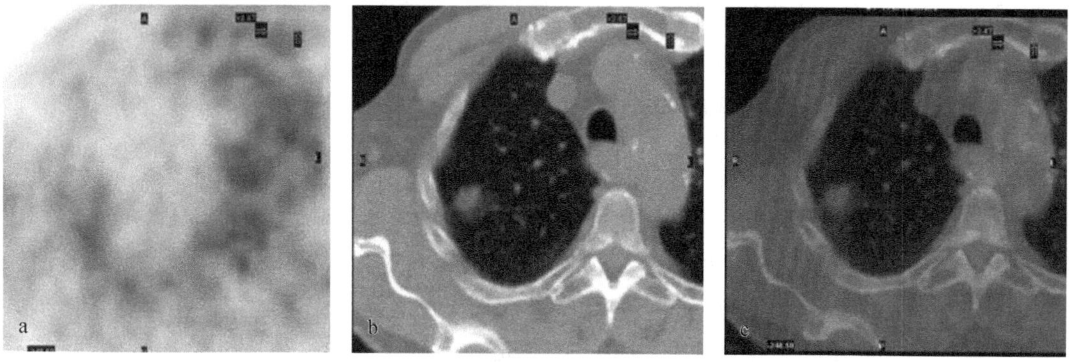

图2-3-4 右上肺细支气管肺泡癌显像

注：a.PET横断面显像；b.CT横断面显像；c.PET-CT横断面显像

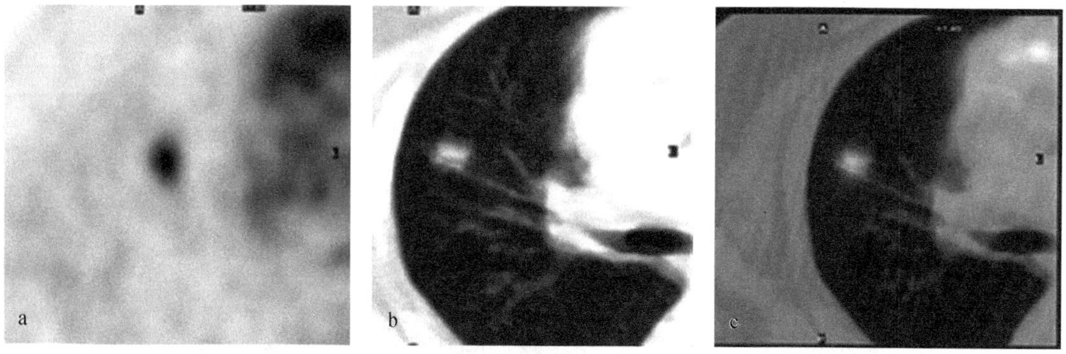

图2-3-5 右肺腺癌伴肺泡癌显像

注：a.PET横断面显像；b.CT横断面显像；c.PET-CT横断面显像

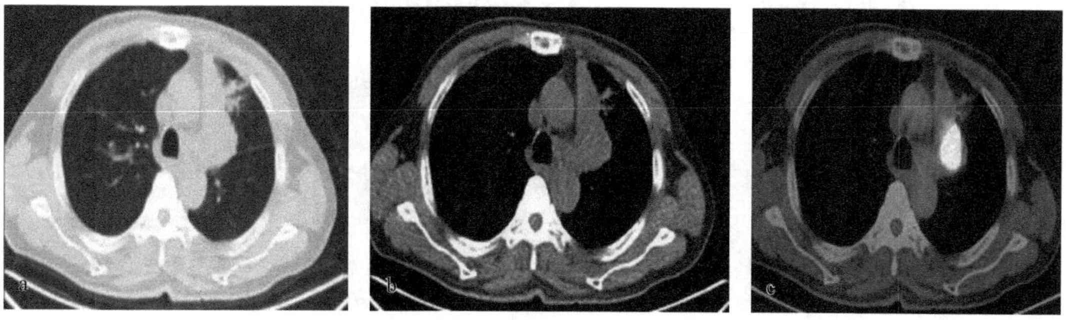

图2-3-6 肺癌伴肺不张显像

注：a.PET横断面显像；b.CT横断面显像；c.PET-CT横断面显像

笔记

（二）临床分期

肿瘤准确的临床分期是正确制定治疗方案的基础，关系到疗效和预后。不同肿瘤的常见转移部位不同，^{18}FDG PET-CT对于探测转移灶具有CT和MRI不可比拟的优势，可以探测到一些非常见的转移灶，对临床分期意义重大。如卵巢癌常见肝脾被膜及腹盆腔肠系膜转移，极少出现脑转移，图2-3-7 显示卵巢癌术后CA125升高，PET显示躯干正常，而小脑出现转移；胃癌常见肝转移或腹腔淋巴结转移，生殖系统转移比较少见，而PET扫描可以评估全身肿瘤累及的部位（图2-3-8）。PET通过对各种肿瘤的精准分期，避免了不必要的手术治疗，又可避免某些患者因误诊的过高分期而丧失手术机会，从而使患者的治疗方案最优化。

（三）肿瘤早期治疗反应监测

由于肿瘤的异质性，不同患者对同一化疗药物的敏感性不同，有时同一个体在疾病不同阶段化疗效果差别也很大，因此，对患者化疗药物的敏感性筛查，早期的疗效预测和评估尤其重要。测量治疗前后肿瘤体积大小变化是目前对治疗反应的常规评估方法，肿瘤体积缩小一直是评价治疗有效的标准，但有些肿瘤在治疗时特别是生物靶向治疗时，体积并不会明显缩小，而是在治疗几个疗程后，甚至是几个月以后肿瘤体积才会出现明显改变。因此单纯通过测量肿瘤大小的方法有明显不足。

^{18}FDG PET能够无创而灵敏地反映肿瘤组织葡萄糖代谢变化，可以在形态学变化前反映肿瘤的治疗效果，临床可据此进行早期疗效评估、鉴别复发和残余组织及预测预后。对放化疗有反应的肿瘤组织会出现^{18}FDG的摄取减少，而出现耐药或者疗效不佳则表现为

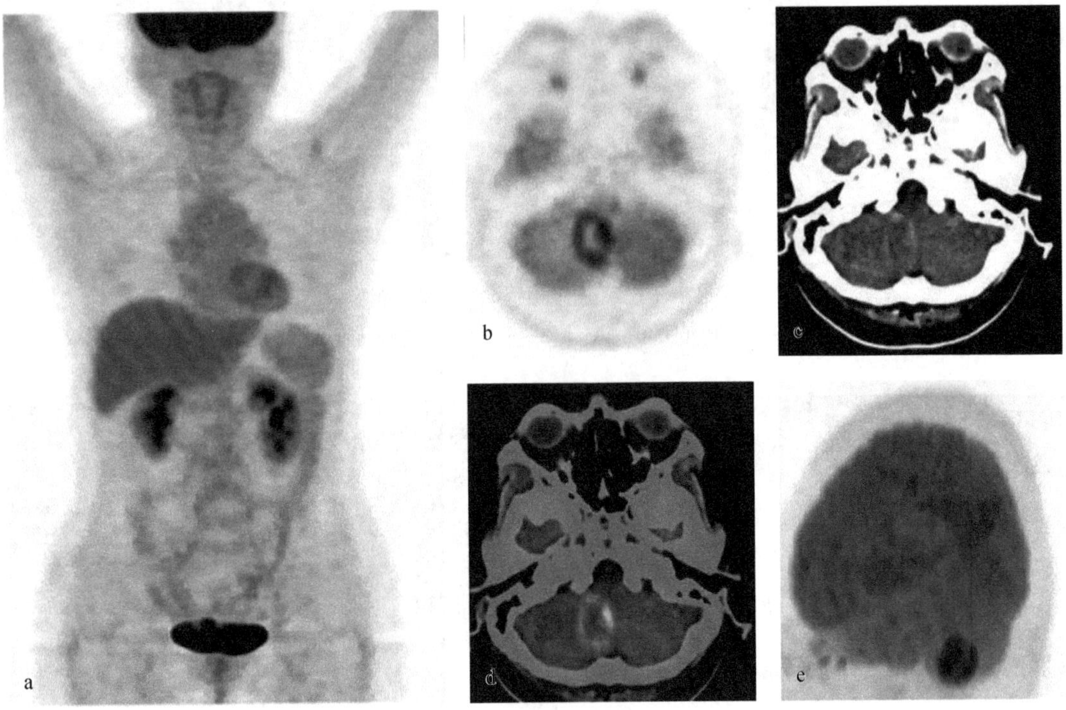

图2-3-7　卵巢癌脑转移显像

注：a.卵巢癌PET MIP图；b/c/d.小脑转移PET、CT、PET-CT横断面显像；e.小脑转移PET MIP图

笔记

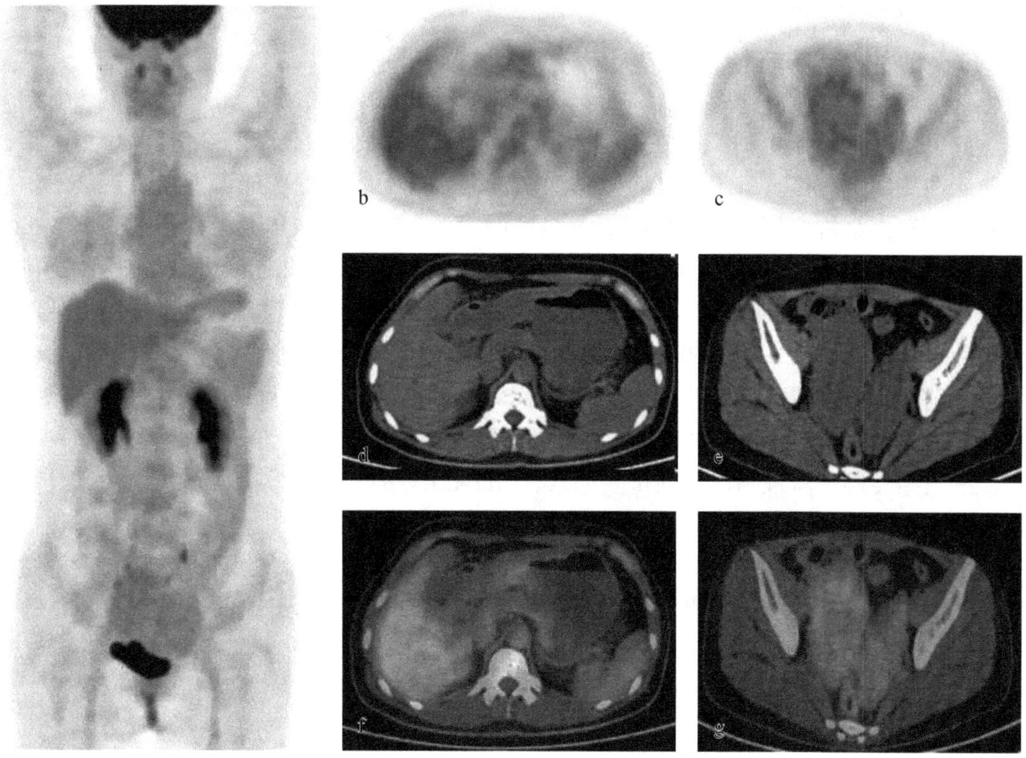

图2-3-8 胃癌伴双附件转移显像

注：a.胃癌PET MIP图；b/d/f.胃部肿物PET、CT、PET-CT横断面显像；c/e/g.双附件转移PET、CT、PET-CT横断面显像

肿瘤病变对^{18}FDG摄取增加，或出现新的转移灶（图2-3-9）。一般会采用两个时间窗选择PET显像：一是肿瘤治疗前和治疗后分别行PET显像，判断是否有残留肿瘤组织；二是在治疗前和化疗1～4个周期后评价疗效，及时修订治疗方案。

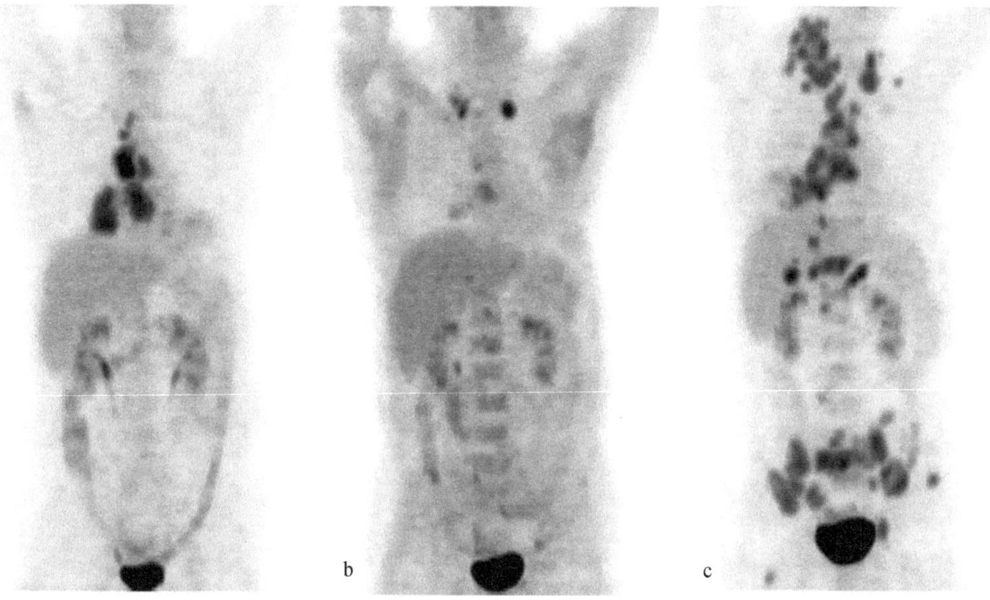

图2-3-9 右肺大细胞神经内分泌癌PET MIP图

注：a.治疗前；b.治疗后缓解；c.治疗后再进展

笔记

（四）放射治疗计划制定及疗效观察

放射治疗计划制定的关键在于靶区的确定。随着PET-CT和PET-MRI的应用，相比于非功能性的解剖靶区，PET提供的生物功能靶区减少了图像配准的误差，直观展示生物功能靶区和解剖结构靶区，引导放疗高剂量区的设置，在调强放射治疗（intensity-modulated radiotherapy，IMRT）及图像引导放疗（image-guided radiation therapy，IGRT）中提供对原始肿瘤体积（gross tumor volume，GTV）更精确的评估。研究显示，^{18}FDG PET可以改变放疗计划中的靶体积，通过PET显像可以减少肺部病变照射时正常肺组织接受到的较高辐射吸收剂量，从而减少放射性肺炎的发生率，尤其在图2-3-6所示的肺癌伴有肺不张病例的放疗计划中，通过PET可以准确勾画出肿瘤所在的靶体积。

淋巴结转移是宫颈癌预后的重要因素，PET-CT有助于检出盆腹腔淋巴结尤其是动脉旁淋巴结转移，并且能够发现远端转移（图2-3-10），指导放疗扩大放疗野并增加照射剂量，实现精确IMRT，提高放疗效果，同时减少副作用。在放疗患者的随访观察中，急性期常可见放疗野内软组织^{18}FDG代谢增高，这可能与放疗野内正常组织的损坏有关。正常组织的损伤效应可以长达几年，尤其是放疗野内骨髓抑制可能存在很久（图2-3-11）。

（五）肿瘤原发灶找寻

在临床上经常遇到肿瘤浅表淋巴结转移或肿瘤骨转移，但原发灶不明的情况，以及在体检或癌症治疗监测中发现肿瘤标志物增高等现象。这些原发灶不明的情况占癌症的10%～15%，明确原发灶是制定恶性肿瘤精准治疗方法的基础。PET在疾病导致机体功

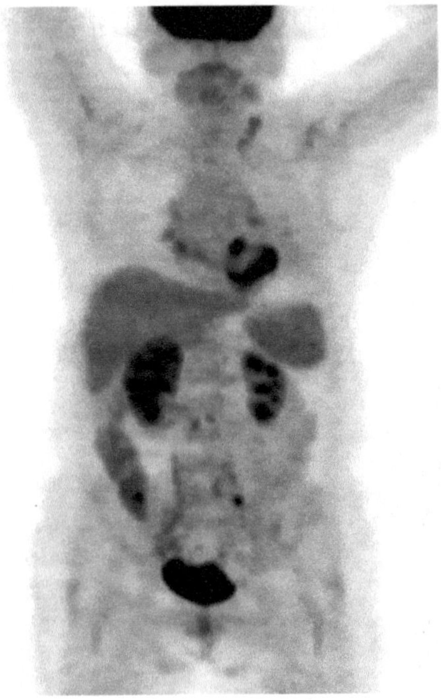

图2-3-10　宫颈癌左髂血管旁、锁骨上淋巴结转移PET MIP图

笔记

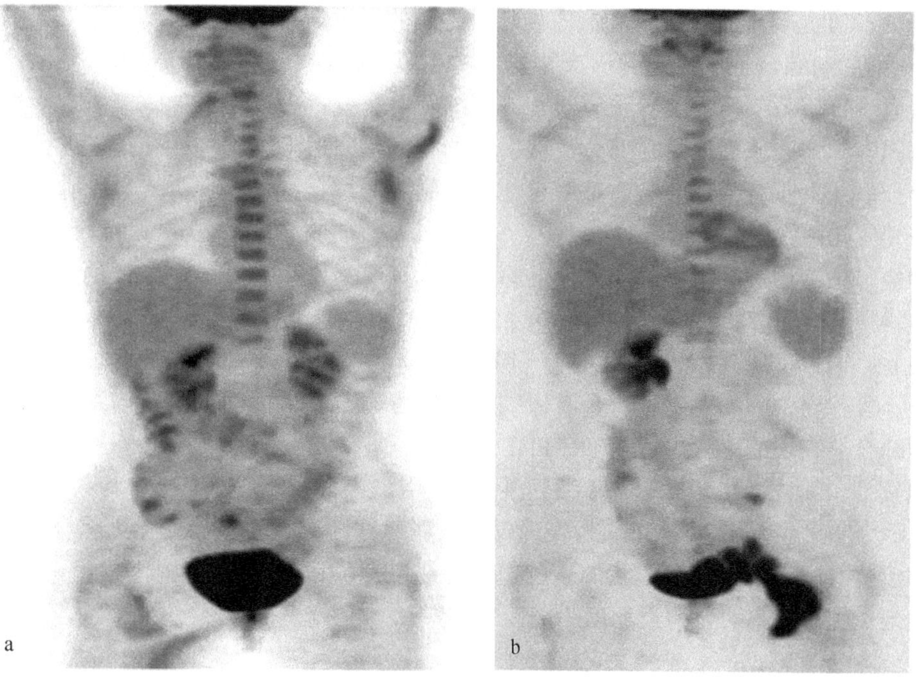

图2-3-11 宫颈癌手术＋放疗后及8年后随访的PET MIP图

注：a.宫颈癌手术＋放疗后；b.治疗8年后随访

能、代谢改变等早期阶段即可发现异常，可以发现一些常规影像未能发现的癌症。因此PET是已明确有肿瘤转移灶患者进一步寻找原发灶的首选方法。PET可以通过对肿瘤累及范围、肿瘤生物特征的显示，协助临床选择活检部位，为明确肿瘤原发灶提供帮助。如图2-3-12所示，患者为甲状旁腺功能亢进伴右颈部淋巴结肿大，活检病理为转移性鳞状细胞癌，^{18}FDG PET提示右侧甲状旁腺占位无代谢活性，为良性病变。除了右颈部淋巴结转移，还发现食管下段高代谢病灶，最终病理为食管中分化鳞状细胞癌，不典型甲状旁腺腺瘤。

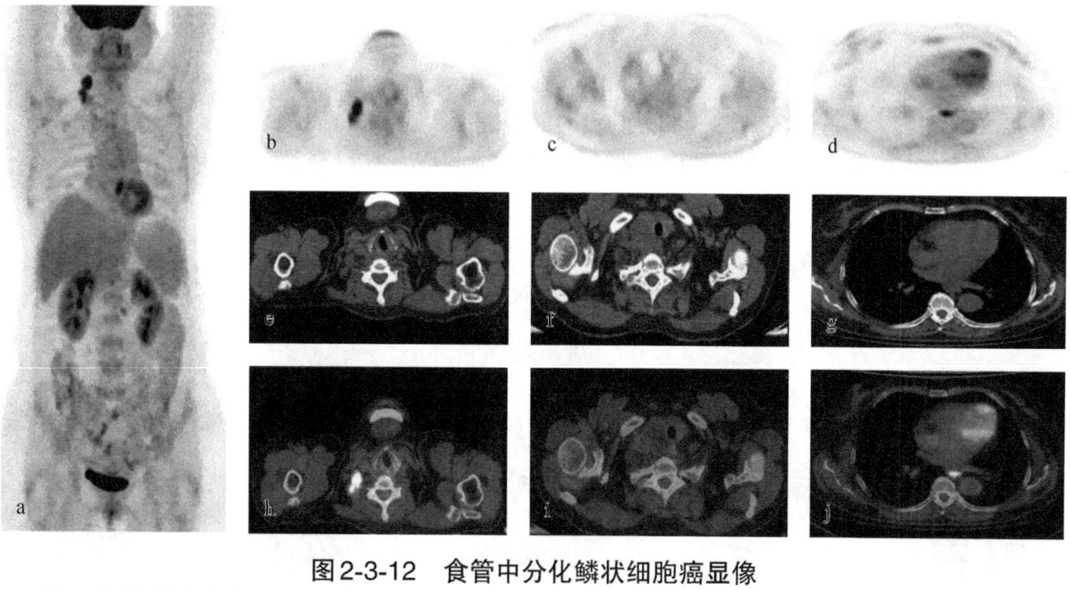

图2-3-12 食管中分化鳞状细胞癌显像

注：a.食管鳞状细胞癌PET MIP图；b/e/h.右锁骨上淋巴结转移PET、CT、PET-CT横断面显像；c/f/i.右侧不典型甲状旁腺腺瘤PET、CT、PET-CT横断面显像；d/g/j.食管肿物PET、CT、PET-CT横断面显像

笔记

^{18}FDG PET-CT是目前临床寻找肿瘤原发灶最有效的影像学方法。

1．副肿瘤综合征 由于肿瘤产物异常的免疫反应或其他原因引起内分泌、神经、消化、造血、骨、关节、肾及皮肤等器官或系统发生病变，出现相应的临床表现，这些表现不是由原发肿瘤或转移灶所在部位直接引起的，而是通过上述途径间接引起的，称为副肿瘤综合征。几乎所有类型的肿瘤都有可能发生副肿瘤综合征，但绝大多数副肿瘤综合征都会有一种或几种代表性的特殊肿瘤。

神经母细胞瘤和小细胞肺癌是使儿童和成人都容易发生副肿瘤综合征的典型代表。副肿瘤性斜视、眼阵挛、肌阵挛在儿童神经母细胞瘤患者中发病率为2%～3%。小细胞肺癌患者中1%～3%的患者会出现兰伯特－伊顿（Lambert-Eaton）肌无力综合征或其他副肿瘤综合征。乳腺癌、卵巢癌、霍奇金淋巴瘤以及胸腺瘤也有可能引发副肿瘤综合征。对于有副肿瘤综合征表现的患者进行^{18}FDG PET全身扫描，可以探测到原发肿瘤。图2-3-13a临床表现以皮肌炎为主，PET提示为T细胞淋巴瘤；图2-3-13b临床表现以小脑共济失调为主，PET提示为卵巢癌；图2-3-13c临床表现以双下肢对称性无力为主伴肌无力综合征，PET提示为肺癌。有中枢神经系统症状的副肿瘤综合征患者，其MRI常常是阴性的，但PET对边缘系统脑炎的检出率明显高于MRI（图2-3-14）。

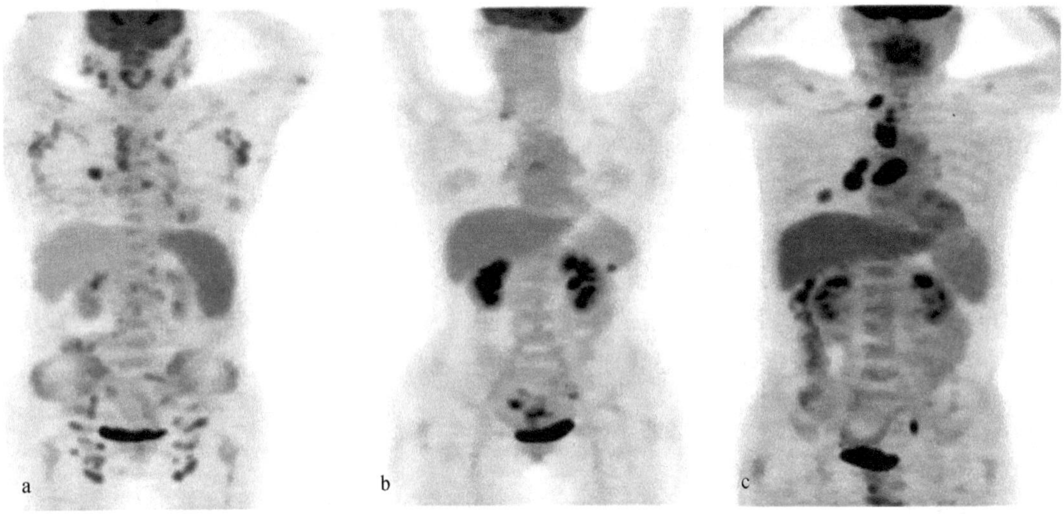

图2-3-13 部分肿瘤的副肿瘤综合征PET MIP图

注：a.T细胞淋巴瘤；b.卵巢癌；c.肺癌

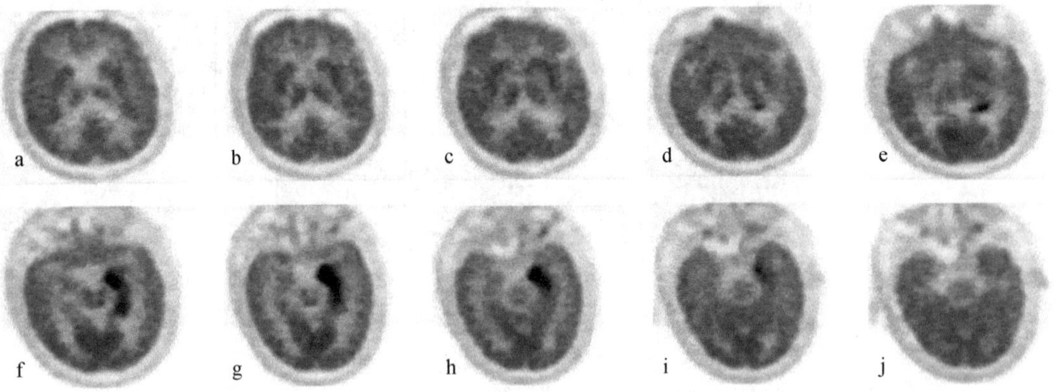

图2-3-14 Hu抗体（＋）左颞边缘系统脑炎由上至下PET连续横断面显像

☞笔记

2. **不明原因发热（fever of unknown origin，FUO）** 从诊断学角度，FUO的病因分为四类，即感染性病变、肿瘤性病变、自身免疫性疾病及炎性血管疾病或其他原因造成的发热。恶性肿瘤在FUO中所占比例较低，^{18}FDG PET在FUO的临床应用中首要作用是提供诊断穿刺的最佳位置，为明确病因提供帮助（图2-3-15）。但是某些感染性疾病，病变对^{18}FDG也是高摄取，如非肿瘤性疾病所致的血液系统增殖性病变（图2-3-16）。^{18}FDG PET在FUO病因学诊断时，肿瘤、感染及免疫系统疾病患者的^{18}FDG PET影像特征有重叠，根据脾增大、脾和淋巴结代谢增高程度及红细胞沉降率水平，可提高^{18}FDG PET对FUO的病因诊断能力。

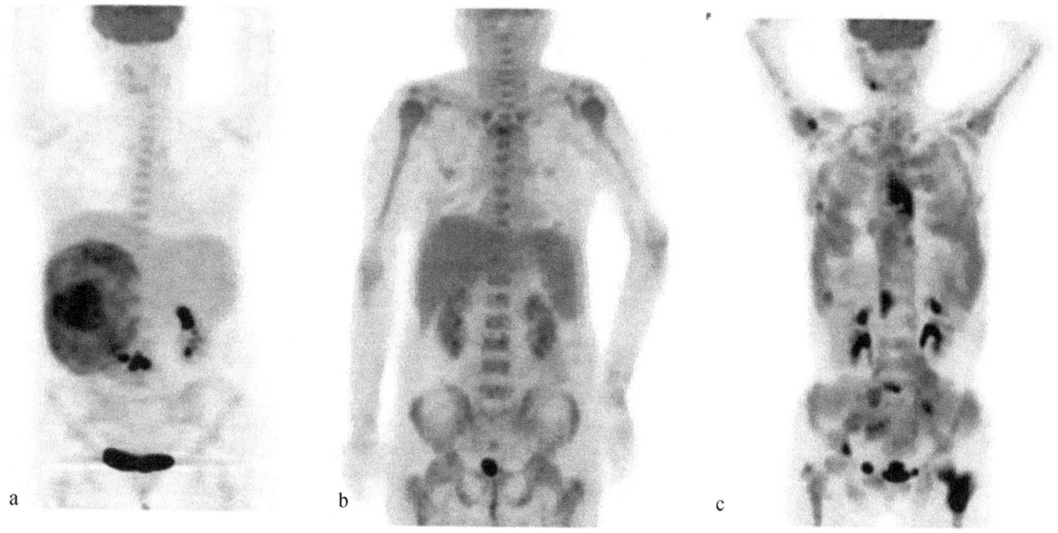

图2-3-15 不明原因发热患者PET MIP图

注：a.腹膜后横纹肌肉瘤；b.弥漫性大B细胞淋巴瘤；c.白血病

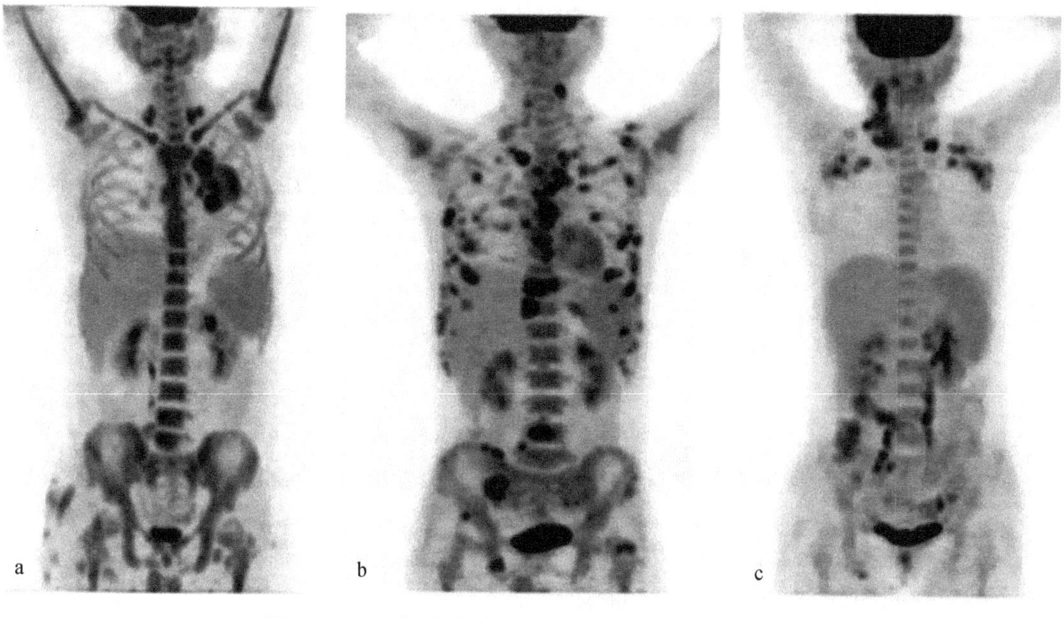

图2-3-16 部分感染引起发热患者PET MIP图

注：a.结核分枝杆菌感染；b.非结核分枝杆菌感染；c.坏死性淋巴结炎

笔记

四、^{18}FDG PET显像的不足及解决方法

（一）^{18}FDG PET显像的不足

1. 放射性尿液的干扰 由于^{18}FDG是经过尿液排出体外，因此，受放射性尿液的影响，^{18}FDG PET对泌尿系统原发肿瘤及盆腔转移病灶的诊断能力有限，尤其是肾脏肿瘤中的透明细胞癌，在Ⅰ～Ⅳ级肿瘤病变中，Ⅰ级和Ⅱ级病变葡萄糖的代谢活性常低于正常肾组织，且受肾内放射性尿液影响，经常无法判断病变的放射性分布（图2-3-17）。同样，盆腔内的恶性病变受膀胱内放射性尿液的影响，膀胱周围病变的放射性分布会显示不清。这时需要采用双时相显像方法，即常规注射药物1小时显像，然后在注射药物后3～4小时进行二次显像，期间嘱患者大量饮水排尿，减少膀胱内放射性分布。图2-3-18为宫颈癌病变受前方膀胱内放射性尿液影响导致病灶显示不清，延迟显像膀胱内放射性减少，宫颈病变即可清晰显示。

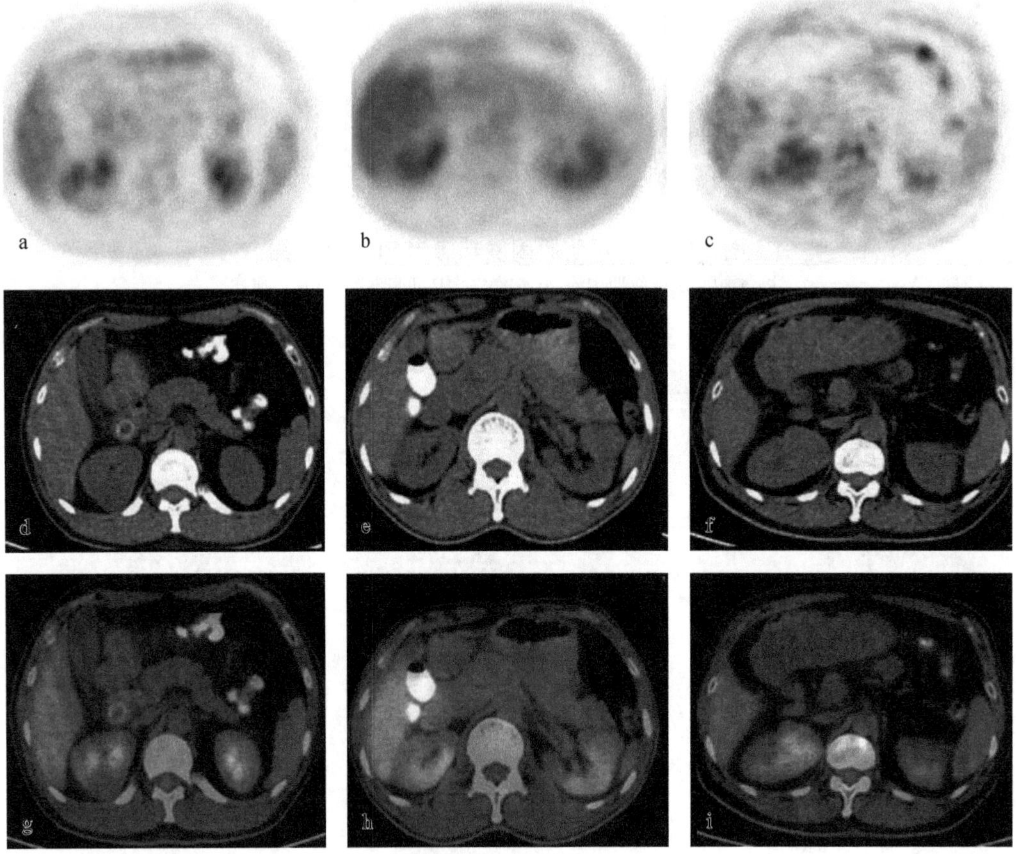

图2-3-17 肾透明细胞癌Ⅰ、Ⅱ和Ⅲ级显像

注：a/d/g. 肾透明细胞癌Ⅰ级PET、CT、PET-CT横断面显像；b/e/h. 肾透明细胞癌Ⅱ级PET、CT、PET-CT横断面显像；c/f/i. 肾透明细胞癌Ⅲ级PET、CT、PET-CT横断面显像

笔记

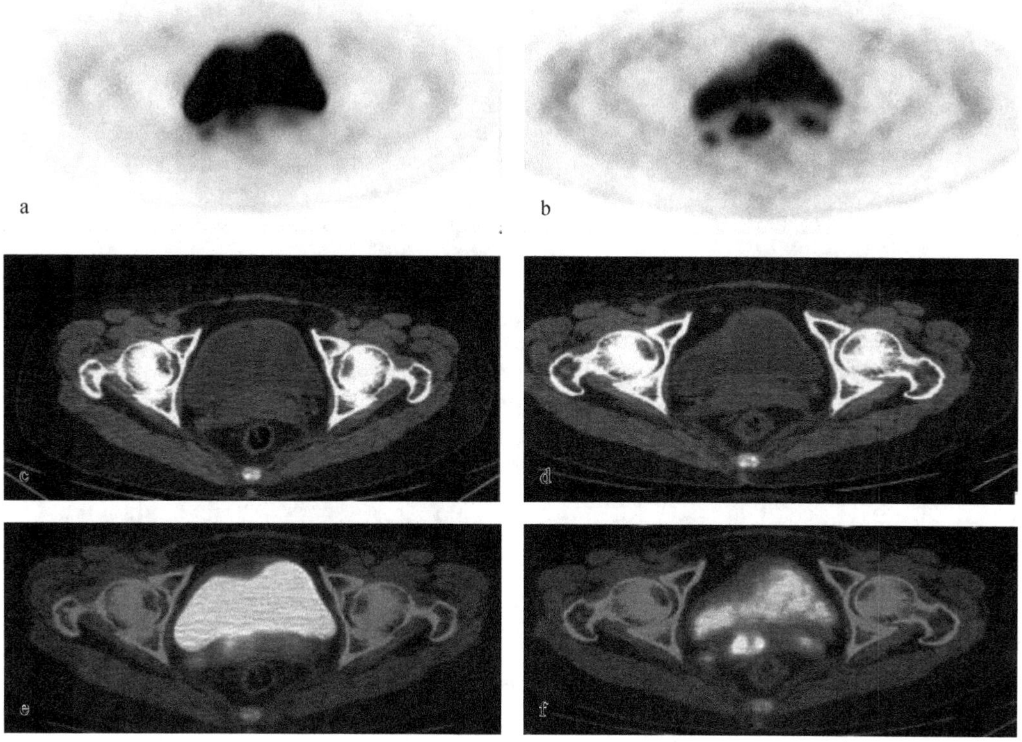

图2-3-18 宫颈癌显像

注：a/c/e.宫颈癌PET、CT、PET-CT横断面常规显像；b/d/f.宫颈癌PET、CT、PET-CT横断面延迟显像

2. 常规显像会出现假阴性 正常组织本底代谢活性较高，病变组织代谢活性低于正常组织时会出现假阴性，采用延迟显像，正常组织随时间延长代谢活性会减低，恶性病变随时间延长代谢活性减低速度较正常组织慢，从而使病变显现出来，可以减少假阴性。图2-3-19为胰腺神经内分泌肿瘤肝转移常规显像显示不清晰，3个小时延迟显像转移灶清晰显示。

（二）^{18}FDG PET显像不足的解决方法

在临床上，可通过应用多种显像剂来弥补^{18}FDG显像的不足。

1. ^{11}C-乙酸盐（^{11}C-AC）显像 肿瘤摄取的^{11}C-AC主要参与三羧酸循环，反映细胞有氧代谢情况。低度恶性、生长缓慢的肿瘤细胞以有氧代谢为主，所以恶性程度低的肿瘤可用^{11}C-AC显像；恶性程度高的肿瘤以无氧酵解为主，可用^{18}FDG显像。^{18}FDG PET对分化程度好的原发性肝细胞癌（hepatocellular carcinoma，HCC）显像会出现假阴性，原因是肝癌细胞的分化程度越接近正常细胞，细胞内的去磷酸化作用越强，^{18}FDG PET的假阴性率就越高。^{11}C-AC对分化程度较高的HCC能够较好显像，^{18}FDG对分化较差的HCC更有优势。两者联合能够提高对HCC的定性诊断能力，对肿瘤恶性程度分级、肝癌的早期诊断、临床分期及治疗方案的选择有重要价值（图2-3-20）。

2. ^{18}F-胆碱显像 在肿瘤细胞内，胆碱的唯一代谢途径是参与磷脂的合成，目前认为细胞的恶变与胆碱酯酶的诱导有关，因而导致磷脂酰胆碱水平增高；另外，肿瘤细胞的分

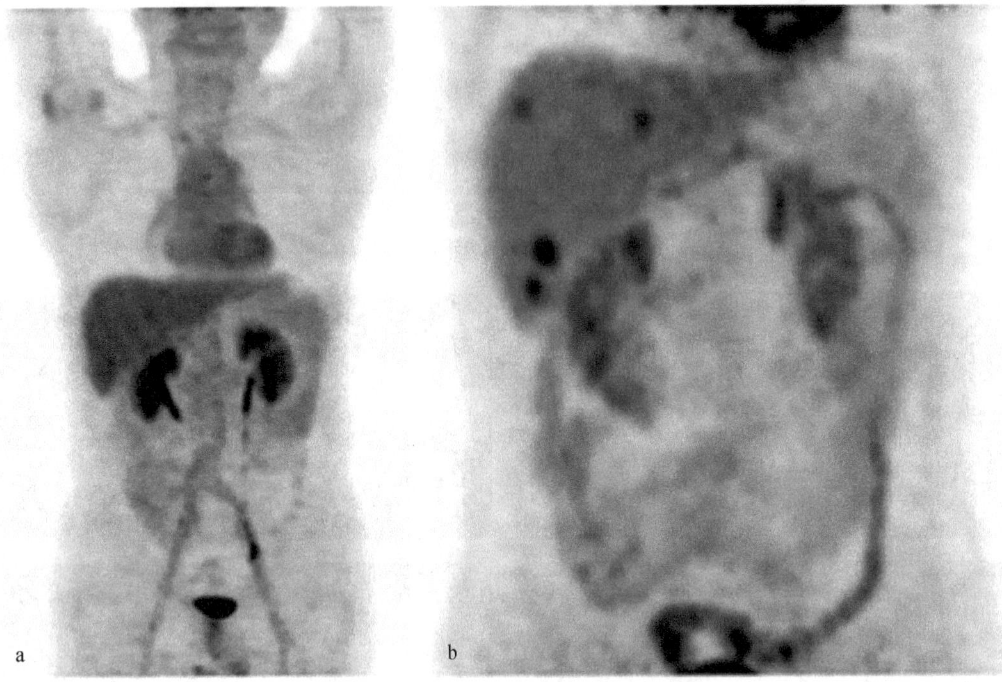

图2-3-19　胰腺神经内分泌肿瘤肝转移PET MIP图

注：a.常规显像；b.延迟显像

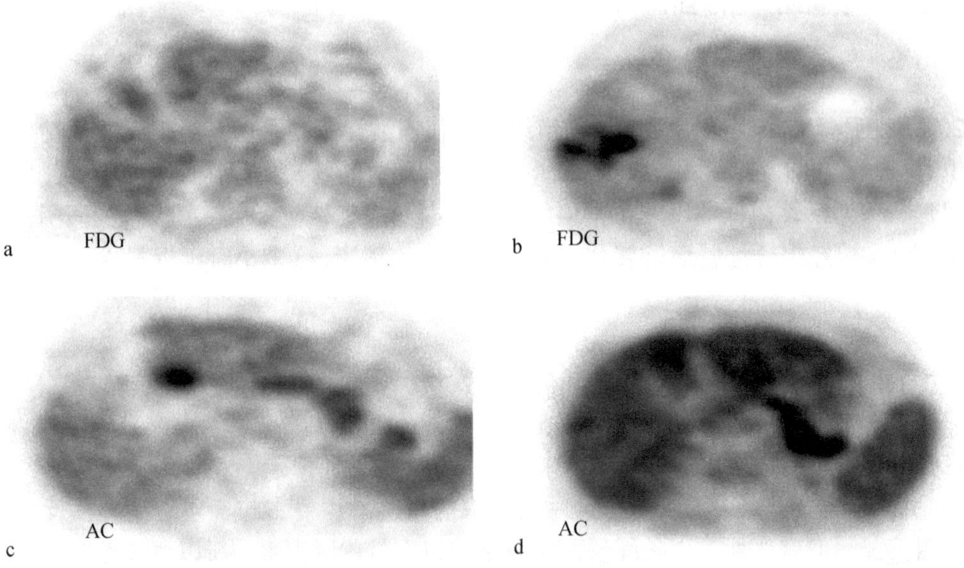

图2-3-20　高分化HCC和低分化HCC的 ^{18}FDG及 ^{11}C-AC PET横断面显像

注：a.高分化HCC ^{18}FDG显像；b.低分化HCC ^{18}FDG显像；c.高分化HCC ^{11}C-AC显像；d.低分化HCC ^{11}C-AC显像

裂增生旺盛，肿瘤组织内的细胞膜生物合成也活跃，所以增生活跃的肿瘤细胞内含有大量的磷脂酰胆碱。^{18}F-胆碱在胆碱酯酶的催化下发生磷酸化生成 ^{18}F-磷酸胆碱，进一步转化为 ^{18}F-胞嘧啶二磷酸胆碱，最后转化为 ^{18}F-磷脂酰胆碱，被捕获进入细胞，肿瘤细胞对胆碱的摄取明显高于正常组织。由于其在脑组织内本底低，肿瘤与正常脑组织比值高，经常用于脑肿瘤显像。由于大脑皮质99%的能量来源于葡萄糖，所以大脑皮质在 ^{18}FDG PET中表现为高代谢，而低级别胶质瘤的代谢活性明显低于大脑皮质，所以低级别胶质瘤经常表现为假阴性，而 ^{18}F- 胆碱则由于大脑皮质的本底低而可以清晰显示（图2-3-21）。

笔记

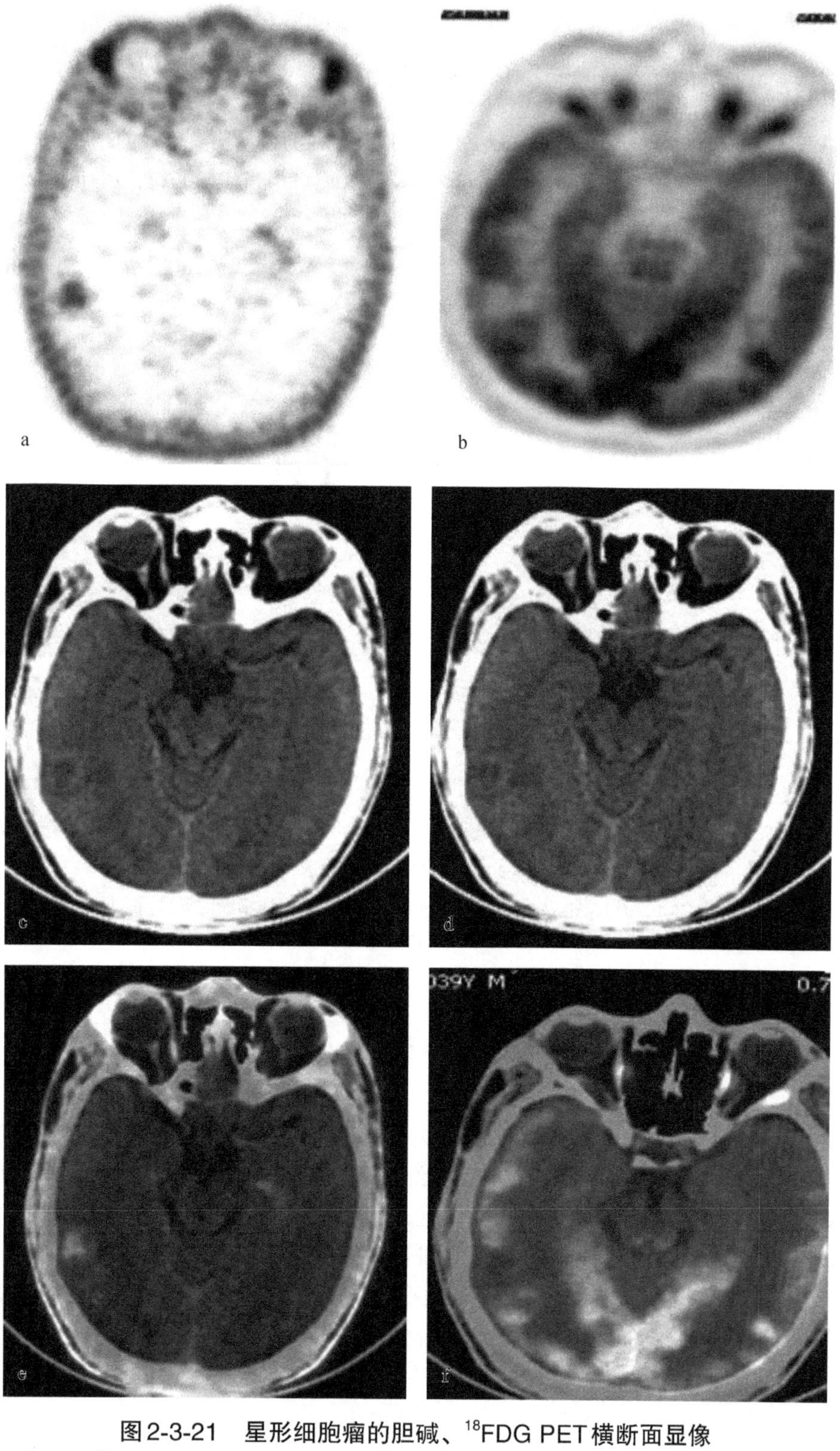

图2-3-21 星形细胞瘤的胆碱、^{18}FDG PET横断面显像

注：a/c/e.^{18}F- 胆碱PET、CT、PET-CT横断面显像；b/d/f.^{18}FDG PET、CT、PET-CT横断面显像

笔记

3. ^{68}Ga-DOTA-TATE显像　大多数神经内分泌肿瘤表达生长抑素受体（somatostatin receptor，SSTR），故SSTR类似物可作为放射性核素显像的靶点。不同^{68}Ga-DOTA-SSTR显像剂对SSTR不同亚型的亲和力不同。其中，^{68}Ga-DOTA-TATE主要对SSTR2有较高亲和力。^{68}Ga-DOTA-TATE PET 显像主要应用于高分化神经内分泌肿瘤（neuroendocrine tumor，NET）和肿瘤相关性低血磷性骨软化症（tumor-induced osteomalacia，TIO）患者。TIO的致病肿瘤大多数为良性，来源于间叶组织，最常见的病理类型为磷酸盐尿性间叶组织肿瘤，间叶组织来源肿瘤表达SSTR，尤其是SSTR2受体，所以肿瘤对^{68}Ga-DOTA-TATE的摄取较高。一般TIO肿瘤体积较小，而^{68}Ga-DOTA-TATE对TIO具有较高的灵敏度。如图2-3-22，病变位于左侧股骨内侧软组织，^{18}FDG未见异常，^{68}Ga-DOTA-TATE PET显示左侧股骨内侧软组织高代谢病变。患者手术证实为TIO，术后临床症状消失。

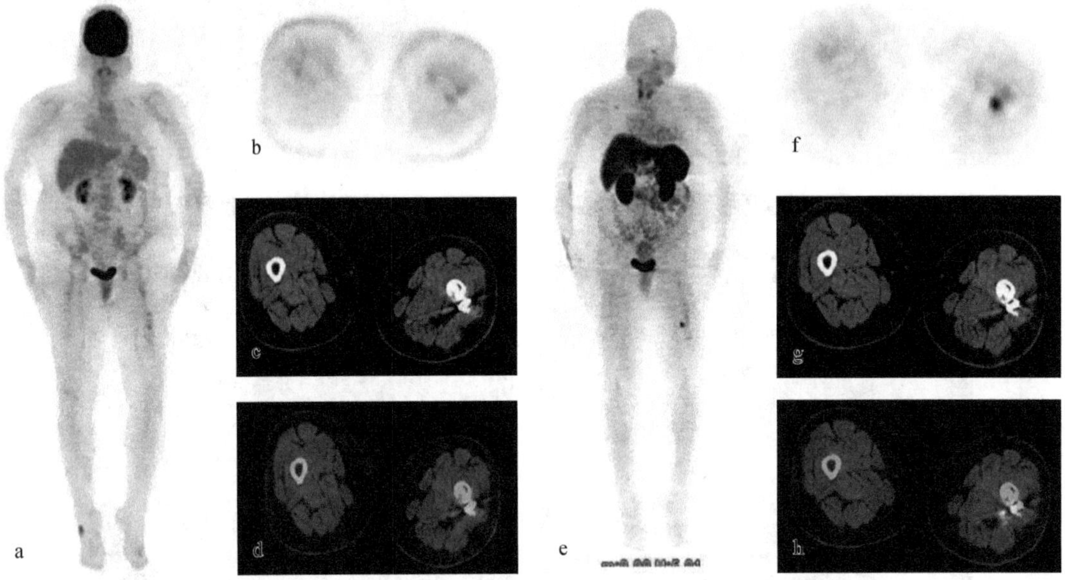

图2-3-22　TIO的^{18}FDG和^{68}Ga-DOTA-TATE PET显像

注：a.TIO的^{18}FDG PET MIP图；b/c/d.双侧大腿^{18}FDG PET、CT、PET-CT横断面显像；e.TIO的^{68}Ga-DOTA-TATE PET MIP图；f/g/h.双侧大腿^{168}Ga-DOTA-TATE PET、CT、PET-CT横断面显像

五、^{18}FDG PET-CT显像在淋巴瘤中的临床应用

^{18}FDG是葡萄糖的类似物，静脉注射后进入淋巴细胞中参与葡萄糖代谢，并以^{18}FDG-6-PO4滞留在细胞内。大多数类型的淋巴瘤细胞具有高度摄取^{18}FDG的能力（图2-3-23），在PET-CT显像上显示明显的浓聚灶，且淋巴瘤的恶性程度与其摄取^{18}FDG的程度密切相关。有研究显示，不同病理类型的淋巴瘤^{18}FDG的摄取情况有差别（表2-3-2）。在美国，淋巴瘤的^{18}FDG PET显像是最早被列入医疗保险的，利用^{18}FDG PET显像对淋巴瘤进行诊断、分期和中期再分期及疗效评估，结疗时疗效评估，复发监测及指导活检等。

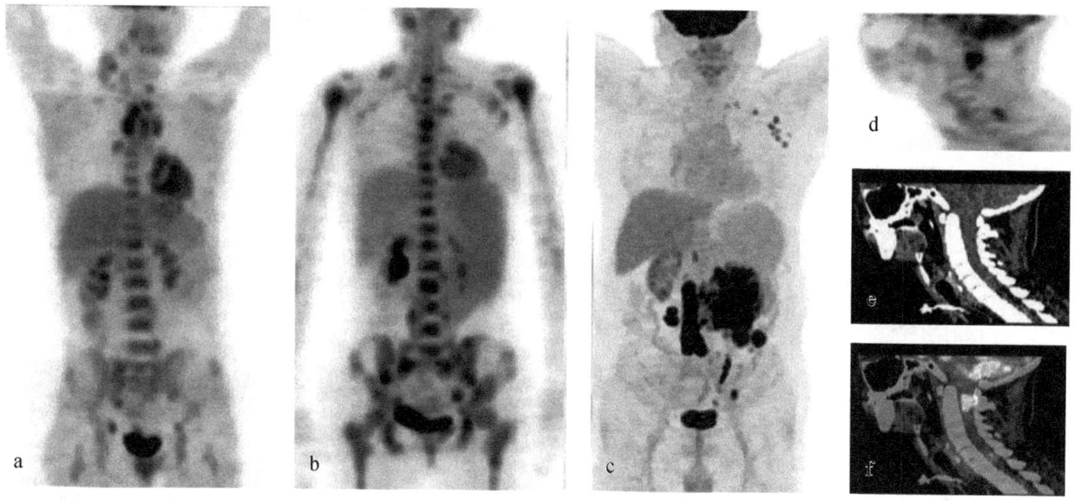

图2-3-23 不同类型淋巴瘤的 18FDG PET显像

注：a.霍奇金淋巴瘤PET MIP图；b.弥漫性大B细胞淋巴瘤PET MIP图；c.滤泡性淋巴瘤PET MIP图；d/e/f.间变性大细胞淋巴瘤PET、CT、PET-CT矢状面显像

表2-3-2 18FDG在不同类型淋巴瘤中的摄取情况

组织学类型	患者数	18FDG摄取率（%）
霍奇金淋巴瘤（Hodgkin's lymphoma，HL）	489	97～100
弥漫性大B细胞淋巴瘤（diffuse large B cell lymphomas，DLBCL）	446	97～100
非霍奇金淋巴瘤（non-Hodgkin lymphoma，NHL）	622	91～100
套细胞淋巴瘤（mantle cell lymphoma，MCL）	83	100
伯基特（Burkitt）淋巴瘤（BL）	24	100
边缘区淋巴瘤	14	100
淋巴母细胞淋巴瘤	6	100
间变大T细胞淋巴瘤	37	94～100
NK/T细胞淋巴瘤	80	83～100
血管免疫母细胞性T细胞淋巴瘤	31	78～100
外周T细胞淋巴瘤	93	86～98
黏膜相关淋巴组织（mucosal-associatedlymphoid tissue，MALT）淋巴瘤	227	54～81
小淋巴细胞淋巴瘤	49	47～83

（一）淋巴瘤诊断及初始分期

根据《中国临床肿瘤学会（CSCO）2021淋巴瘤18F-FDG PET/CT应用指南》，各级推荐如下。①Ⅰ级推荐：18FDG高摄取淋巴瘤，其中，HL、DLBCL、外周T细胞淋巴瘤属于ⅠA；高级别滤泡性淋巴瘤（follicular lymphoma，FL）、BL、淋巴母细胞淋巴瘤、艾滋病相关的B细胞淋巴瘤属于ⅠB。②Ⅱ级推荐：18FDG中度摄取的NHL，其中，NK/T细胞淋巴瘤（鼻型）、MCL、节内边缘区淋巴瘤和低级别FL、MALT淋巴瘤属于Ⅱa，NHL中的MALT淋巴瘤、脾边缘区淋巴瘤属于Ⅱb（图2-3-24）。③Ⅲ级推荐：18FDG低摄取NHL，包

笔记

括慢性淋巴细胞白血病/小淋巴细胞淋巴瘤。强烈推荐[18]FDG PET对HL及多数侵袭性NHL行治疗前评估。自体干细胞移植前PET显像阴性患者预后较佳，有利于筛选出预后较好的患者。

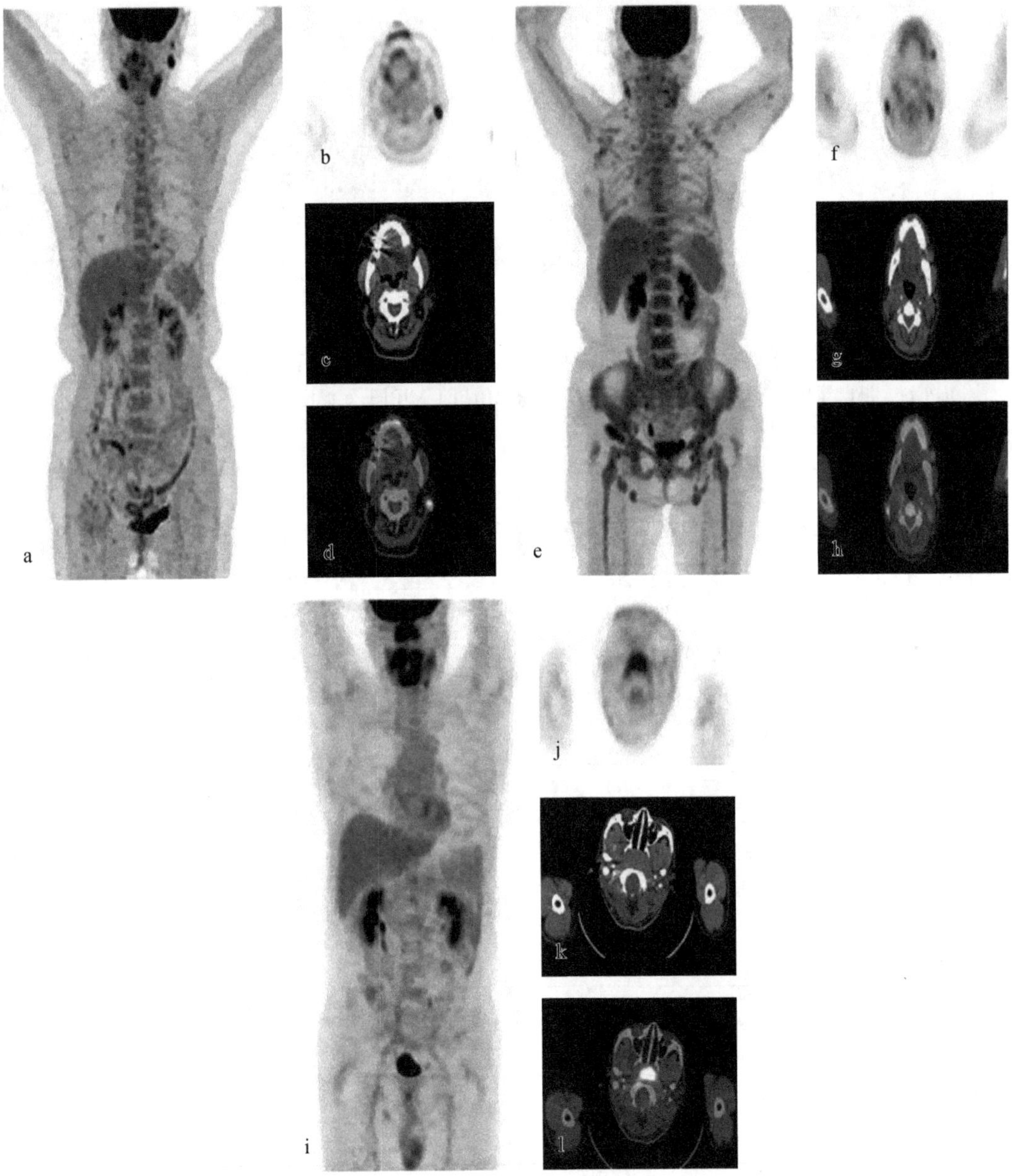

图2-3-24　Ⅱa和Ⅱb推荐的淋巴瘤[18]FDG PET显像

注：a. Ⅱa级推荐，低级别FL PET MIP图；b/c/d.低级别FL PET、CT、PET-CT横断面显像，累及颈部淋巴结；e. Ⅱa级推荐，MCL PET MIP图；f/g/h.MCL PET、CT、PET-CT横断面显像，累及颈部淋巴结；i. Ⅱb级推荐，MALT淋巴瘤PET MIP图；j/k/l.MALT淋巴瘤PET、CT、PET-CT横断面显像，累及鼻咽部

淋巴瘤的骨髓浸润较常见，是预后不良的指征之一，50%～80%的低分化NHL、25%～40%的高分化NHL及5%～14%的HL有淋巴瘤的骨髓浸润。单独骨髓活检的阳性率大约为15%，髂前上棘的穿刺活检是常用的明确骨髓是否受累的检测方法，但淋巴瘤的骨髓浸润可以是弥漫的，也可以是局灶性的。弥漫性骨髓浸润时，骨髓活检浸润程度可以大于25%，而散在局灶性骨或骨髓侵犯时，骨髓涂片检查可能是阴性，所以穿刺部位不一

定代表肿瘤的骨髓浸润部位，骨髓穿刺阴性也不能完全排除骨髓浸润。^{18}FDG PET可以替代HL及部分DLBCL的骨髓组织活检，图2-3-25为弥漫性大B细胞淋巴瘤患者的PET表现。

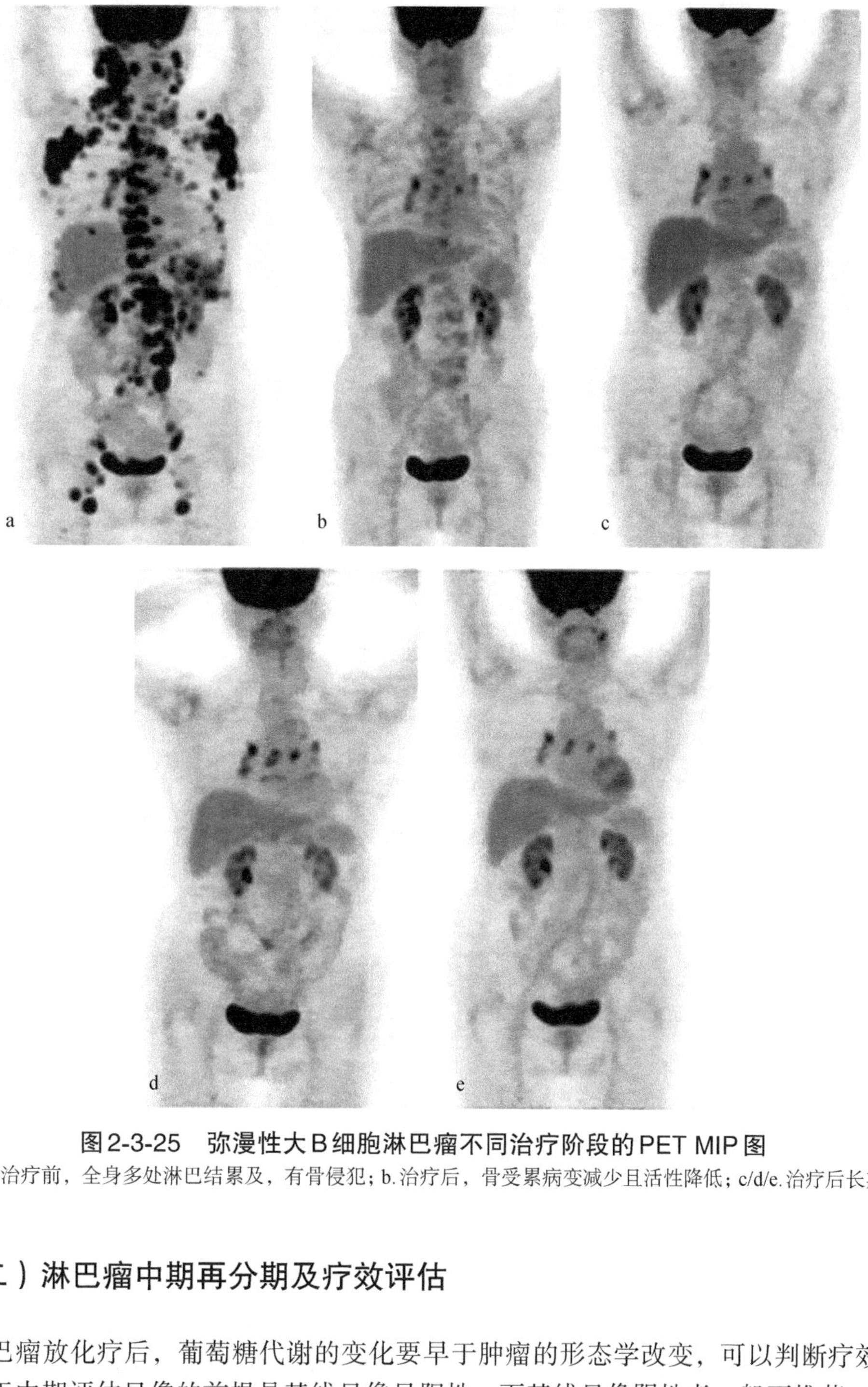

图2-3-25 弥漫性大B细胞淋巴瘤不同治疗阶段的PET MIP图

注：a.治疗前，全身多处淋巴结累及，有骨侵犯；b.治疗后，骨受累病变减少且活性降低；c/d/e.治疗后长期随访，病情稳定

（二）淋巴瘤中期再分期及疗效评估

淋巴瘤放化疗后，葡萄糖代谢的变化要早于肿瘤的形态学改变，可以判断疗效及预后。用于中期评估显像的前提是基线显像呈阳性，而基线显像阴性者一般不推荐。HL化疗2个周期后^{18}FDG PET比其他检查有更好的再分期及预测无进展生存（progression-free survival，PFS）和总生存（overall survival，OS）的价值。NHL推荐化疗后4个周期行PET显像，中期PET显示完全缓解的仍应完成全部化疗计划（图2-3-26）。疗效评估采用多维尔（Deauville）评分五分法（表2-3-3）。为降低化疗后的炎症反应，中期PET-CT检查安排在

笔记

下周期化疗前1～2天进行。疗效评估时选取^{18}FDG PET图像中代谢活性最高的淋巴瘤病灶作为PET评估的靶病灶，可以是淋巴结，也可以是结外组织和器官。治疗前后的PET图像的靶病灶不一定保持一致，可以是不同部位或同一部位不同的淋巴瘤病灶。

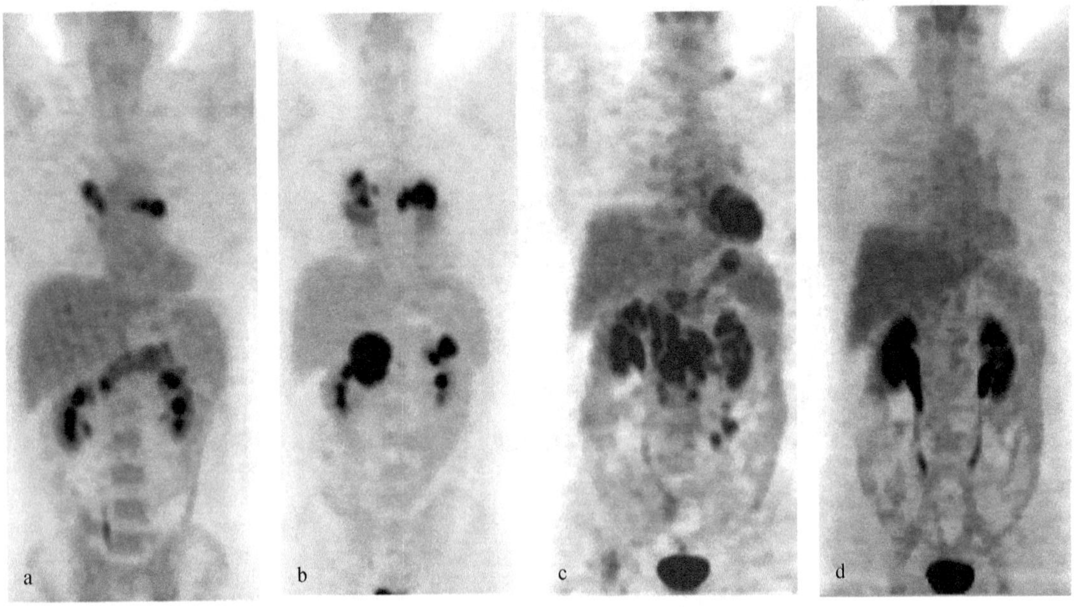

图2-3-26　HL和DLBCL治疗前后PET MIP图

注：a.HL治疗前；b.HL.治疗后进展，出现新病灶；c.DLBCL治疗前；d.DLBCL治疗后完全缓解

表2-3-3　^{18}FDG PET-CT显像Deauville评分标准

分值	定义	结果
1	无摄取	-
2	摄取≤纵隔	-
3	摄取>纵隔但≤肝脏	-
4	摄取>肝（中度）	+
5	摄取>肝（明显）和/或出现新区域摄取	+
X	新区域摄取不太可能与淋巴瘤相关	NA

（三）结疗时疗效评估

推荐对治疗前、治疗过程中PET出现阳性结果，中期有^{18}FDG摄取改变，但仍有较大病灶残留者进行结疗评估。对于HL和DLBCL，结疗后疗效评估可以鉴别残存肿块是否为纤维化或仍有存活的肿瘤组织，为最大限度减少炎症干扰，推荐化疗结束后6～8周、放疗结束后8～12周进行^{18}FDG PET-CT检查。

（四）复发监测、发现转化和指导活检

淋巴瘤治疗后即使达到完全缓解，也仍会有一定比例复发。^{18}FDG PET显像可以更早期、

准确地发现淋巴瘤复发，越早发现复发，越早进行治疗，患者的治愈机会就越高。^{18}FDG PET可以为惰性B细胞（FL、边缘区、CLL/SLL）淋巴瘤向侵袭性淋巴瘤转化时指导活检。图2-3-27a左颈部淋巴结活检为FL3a；图2-3-27b为8个疗程R-CHOP方案后^{18}FDG PET，提示病情缓解；图2-3-27c复查^{18}FDG PET提示左前臂肿物，活检病理诊断为弥漫性大B细胞淋巴瘤（活化B细胞亚型），采用3程CD79单抗＋DHAP化疗；图2-3-27d PET评估完全缓解，后行干细胞移植，图2-3-27e复查PET显示肝和淋巴结多发淋巴瘤累及病变，再次行左颈部淋巴结活检提示弥漫性大B细胞淋巴瘤（活化B细胞亚型），改用嵌合抗体受体T细胞（chimeric antigen receptor T-cell，CAR-T）药物治疗；图2-3-27f PET评估完全缓解。

^{18}FDG PET-CT显像灵敏度高、特异性强、安全性好，对于淋巴瘤的诊断、分期、疗效评估及监测复发等方面具有重要的临床价值。

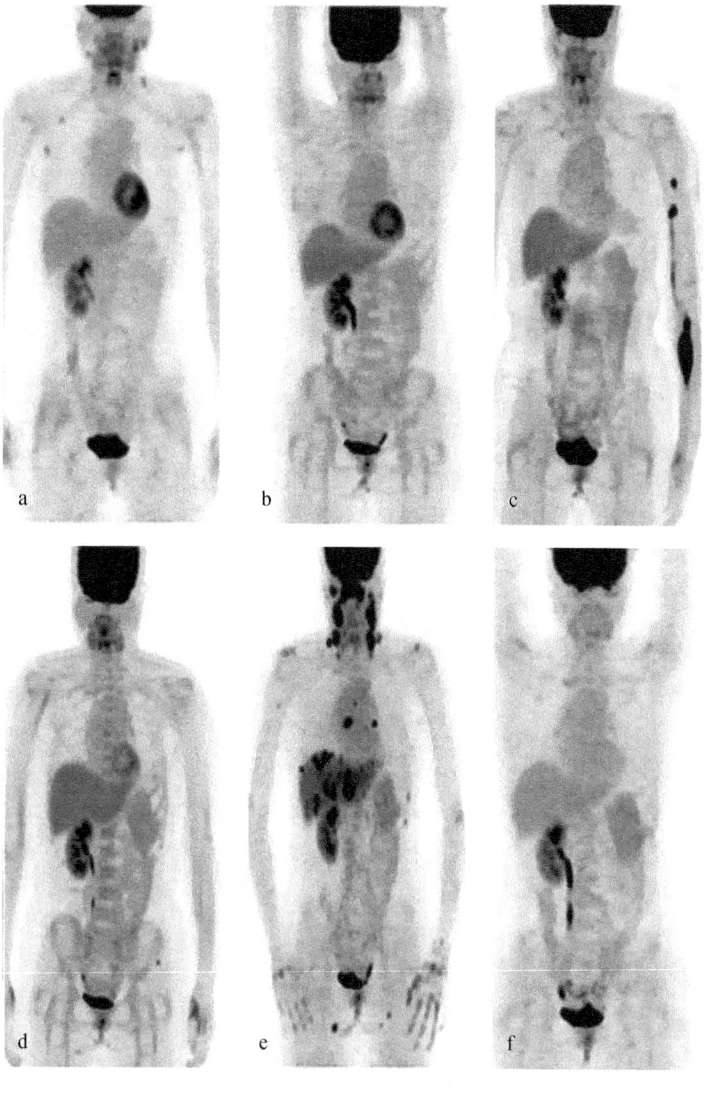

图2-3-27　FL向DLBCL转化的诊断治疗过程PET MIP图

注：a.确诊FL；b.FL化疗后缓解；c.新发病灶确诊为DLBCL；d.DLBCL治疗后缓解；e.DLBCL复发；f.DLBCL行CAR-T治疗后再缓解

笔记

六、^{18}FDG PET-CT显像检查前患者的注意事项

1. 严格血糖管理，患者禁食4小时以上，空腹血糖＜6.1mmol/L（正常人），＜8.3 mmol/L（糖尿病患者）。
2. 患者3周内避免使用升白细胞、升血小板、升红细胞药物，避免骨髓继发摄取增高。
3. 注意保暖，避免棕色脂肪摄取（图2-3-28）。
4. 避免激烈运动，减少肌肉摄取（图2-3-28）。
5. 检查前一周禁止消化道造影检查，避免肠道异常摄取（图2-3-28）。

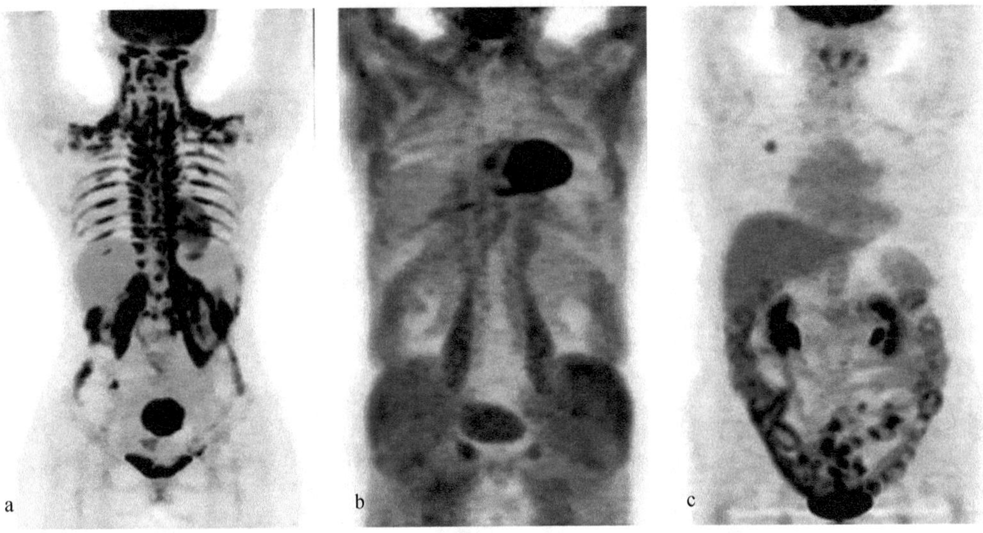

图2-3-28　棕色脂肪、肌肉及肠道异常摄取PET MIP图

注：a.棕色脂肪异常摄取；b.肌肉异常摄取；c.肠道异常摄取

第四节　肿瘤分期与疗效评价

正确的肿瘤分期是肿瘤精准诊断的基础，也是决定后续治疗的必要条件。不同分期的肿瘤治疗原则有所差异，因而正确的分期对治疗路线的选择和制定具有重要意义。除肿瘤分期外，肿瘤治疗后的疗效评价也可为精准治疗方案的选择与修正保驾护航，对于肿瘤的精准医疗有着不可或缺的作用。

一、肿瘤分期

TNM分期系统是目前国际上最为通用的分期系统。首先由法国人皮埃尔·德诺瓦于1943—1952年间提出，后被美国癌症联合委员会（American Joint Committee on Cancer，AJCC）和国际抗癌联盟（Union for International Cancer Control，UICC）优化和完善，成为临床医生和医学科学工作者对于恶性肿瘤进行分期的标准方法。

TNM分期系统从原发灶、淋巴结受累和远处转移全面描述肿瘤情况，且TNM分期与

治疗方案选择和患者预后密切相关，因此被广泛应用于临床。但仍有部分肿瘤由于解剖位置、生物学行为等限制经临床验证后不宜使用TNM分期系统，仍保留原有分期标准，如小细胞肺癌使用美国退伍军人肺癌协会分期标准，肝癌使用巴塞罗那分期标准等。

由于肺癌的分级、分期涉及肿瘤大小、浸润深度、邻近器官侵犯和远端转移，是所有实体瘤中最复杂的，且肺癌的分级、分期与精准治疗方案和治疗药物选择息息相关，因此本节主要以肺癌的TNM分期为例进行介绍，其他系统肿瘤分级、分期与其相似。

（一）TNM分期的概念

T（tumor）：反映肿瘤原发灶情况；N（lymphonodus）：反映肿瘤区域淋巴结受累情况；M（metastasis）：反映肿瘤是否有远处转移。临床诊断常用的TNM分期包括2种：一种是C（clinical）分期——临床分期，一种是P（pathology）分期——病理分期。

（二）肺癌的TNM分期

1. T分期

（1）Tis：原位癌，未发现原发肿瘤，或者通过痰细胞学检查或支气管灌洗液检查发现癌细胞，但影像学及支气管镜无法发现。没有侵袭性的肺原位腺癌患者，五年生存率接近100%；但侵袭性腺癌（非原位腺癌）患者转移风险偏高，生存率偏低。

（2）T_1：肿瘤最大径≤3cm，周围包绕肺组织及脏层胸膜，支气管镜见肿瘤侵及叶支气管，但未侵及主支气管。局限于支气管壁的肺癌，都可划分为T_1。根据肿瘤大小，T_1可进一步分为以下几期。①T_{1a}：肿瘤最大径≤1cm。②T_{1b}：1cm＜肿瘤最大径≤2cm。③T_{1c}：2cm＜肿瘤最大径≤3cm。④T_{1a}（SS）表浅扩散型肿瘤，无论体积大小浸润成分不超过支气管壁，远端可能达到主支气管。⑤T_{1a}（mi）：微浸润腺癌（minimally invasive adenocarcinoma，MIA），肿瘤最大径≤3cm，主要成分为贴壁型，浸润成分≤5mm，是一个病理学的范畴。

（3）T_2：3cm＜肿瘤最大径≤5cm；侵犯主支气管但未侵及隆突；侵及脏胸膜；有阻塞性肺炎或者肺不张。符合以上任何一个条件即归为T_2。根据肿瘤大小，T_2可进一步分为以下几期。①T_{2a}：3cm＜肿瘤最大径≤4cm。②T_{2b}：4cm＜肿瘤最大径≤5cm。需要注意的是，表浅扩散型肿瘤，无论体积大小，侵犯限于支气管壁时，虽可能侵犯主支气管，仍为T_1。

（4）T_3：5cm＜肿瘤最大径≤7cm；直接侵犯胸壁（包含肺上沟瘤）、膈神经、心包任何一个器官；同一肺叶出现孤立性癌结节。符合以上任何一个条件即归为T_3。

（5）T_4：肿瘤最大径＞7cm；无论大小，侵及纵隔、心脏、大血管、隆突、喉返神经、主气管、食管、椎体、膈肌任何一个器官；同侧不同肺叶内孤立癌结节。符合以上任何一个条件即归为T_4。

2. N分期（表2-4-1）

（1）N_x：区域淋巴结无法评估。

（2）N_0：无区域淋巴结转移。

（3）N_1：同侧支气管周围和/或同侧肺门淋巴结以及肺内淋巴结有转移，包括直接侵犯而累及的。

（4）N_2：同侧纵隔内和/或隆突下淋巴结转移。

笔记

（5）N_3：对侧纵隔、对侧肺门、同侧或对侧前斜角肌及锁骨上淋巴结转移。

表2-4-1 IASLC纵隔淋巴结分区

分期	分区	淋巴结组别及位置
N_1	肺门/叶间区	10肺门
		11肺叶尖
	周围区	12肺叶
		13肺段
		14亚段支气管
N_2	上区	2R右上气管旁淋巴结
		2L左上气管旁淋巴结
		3a血管前淋巴结
		3p气管后淋巴结
		4R右下气管旁淋巴结
		4L左下气管旁淋巴结
	AP区	5主动脉弓下淋巴结
		6主动脉旁淋巴结
	边缘区	7隆突下淋巴结
	低区	8食管旁淋巴结
		9肺韧带淋巴结
N_3	锁骨上区	1锁骨上区淋巴结

注：IASLC为国际肺癌研究协会（International Association for the Study of Lung Cancer）。

3. M分期

（1）M_x：是否有远处转移不能被判定。

（2）M_0：没有远处转移。

（3）M_1：有远处转移。①M_{1a}：转移局限于胸腔内，包括胸膜播散（恶性胸腔积液、心包积液或胸膜结节）以及对侧肺叶出现癌结节（许多肺癌胸腔积液是由肿瘤引起的，少数患者胸腔积液多次细胞学检查阴性，既不是血性也不是渗液，如果各种因素和临床判断认为渗液和肿瘤无关，那么不应该把胸腔积液纳入分期因素）。②M_{1b}：有远处器官的单发转移灶。③M_{1c}：有多个器官或单个器官多处转移。

（三）肺癌的分期规律

肺癌的分期相对其他肿瘤比较复杂，如T分期按照肿瘤大小、浸润深度和转移肺叶的范围来决定，总体还是有规律可循的。

1. 按肿瘤的大小分

（1）以3cm、5cm、7cm为界值，分为T_1、T_2、T_3和T_4。

（2）在T_1内又以1cm、2cm、3cm为界值，分为T_{1a}、T_{1b}和T_{1c}。

（3）在T_2内以4cm为界值分为T_{2a}、T_{2b}。

2. 按肿瘤浸润深度分 以肺实质为中心，由内向外依次分为4层。

（1）第一层：肿瘤在肺内未侵及脏层胸膜（T_1）。

笔记

（2）第二层：肿瘤侵及脏层胸膜（T_2）。

（3）第三层：肿瘤侵犯壁层胸膜（胸壁）、心包、膈神经（T_3）。壁层胸膜延伸后实际与纵隔包括心包膜是同一层的。壁层膜的外侧存在食管、主动脉、心脏、胸骨、椎骨等重大脏器。

（4）第四层：肿瘤侵犯纵隔、心脏、大血管、隆突、喉返神经、主气管、食管、椎体、膈肌（T_4）。

3. 按肿瘤肺内转移的程度分（除外双原发肺癌）

（1）同一肺叶内转移结节（T_3）。

（2）同一侧不同肺叶转移结节（T_4）。

4. 肺癌TNM总分期原则与规律（表2-4-2）

（1）以T_1/T_2为一组，T_3/T_4为一组，对应N_1、N_2、N_3，分期交错递增，如：T_3-T_4N_1是Ⅲa期，T_1-T_2N_2，也是Ⅲa期。

（2）N_0组由上至下，分期递增。

表2-4-2 肺癌TNM总分期

<table>
<tr><th></th><th>T/M</th><th>N_0</th><th>N_1</th><th>N_2</th><th>N_3</th></tr>
<tr><td rowspan="3">T_1</td><td>T_{1a}</td><td>ⅠA1</td><td rowspan="6">ⅡB</td><td rowspan="6">ⅢA</td><td rowspan="6">ⅢB</td></tr>
<tr><td>T_{1b}</td><td>ⅠA2</td></tr>
<tr><td>T_{1c}</td><td>ⅠA3</td></tr>
<tr><td rowspan="3">T_2</td><td>T_{2a} 胸膜侵犯</td><td rowspan="2">ⅠB</td></tr>
<tr><td>T_{2a} 3cm<肿瘤最大径≤4cm</td></tr>
<tr><td>T_{2b}</td><td>ⅡA</td></tr>
<tr><td rowspan="3">T_3</td><td>T_3 5cm<肿瘤最大径≤7cm</td><td rowspan="3">ⅡB</td><td rowspan="6">ⅢA</td><td rowspan="6">ⅢB</td><td rowspan="6">ⅢC</td></tr>
<tr><td>T_3 侵犯胸壁、心包等</td></tr>
<tr><td>T_3 同肺叶转移</td></tr>
<tr><td rowspan="3">T_4</td><td>T_4>7cm</td><td rowspan="3">ⅢA</td></tr>
<tr><td>T_4 侵犯大血管、食管等</td></tr>
<tr><td>T_4 同侧不同肺叶转移</td></tr>
<tr><td rowspan="4">M_1</td><td>M_{1a} 对侧肺叶转移</td><td rowspan="3" colspan="4">ⅣA</td></tr>
<tr><td>M_{1a} 胸膜腔播散等</td></tr>
<tr><td>M_{1b} 胸外单发</td></tr>
<tr><td>M_{1c} 胸外多发</td><td colspan="4">ⅣB</td></tr>
</table>

笔记

（四）肺癌TNM分期的意义

1．Ⅰ/Ⅱ期的患者如无解剖位置或患者身体的原因，均应积极考虑根治性手术治疗。

2．Ⅲ期患者情况复杂，少数情况下可手术，绝大多数情况下进行同步放化疗，部分患者按Ⅳ期处理，但目前也有趋势将初始无法手术的患者经化疗和免疫治疗相结合转化为可进行根治性手术，从而达到降期、缩瘤、延长生存的目的。

3．部分ⅢB期、ⅢC期和Ⅳ期患者按照晚期一线治疗原则进行。

（五）肺癌TNM分期与生存的关系

1. T分期 若N分期和M分期都是0，即没有任何区域淋巴结或远处转移的情况下，随着T_1到T_4的变化，五年生存率逐渐下降（表2-4-3）。

表2-4-3 肺癌不同T分期的五年生存率

病理分期	五年生存率（%）	临床分期	五年生存率（%）
pT_{1a}	92	cT_{1a}	92
pT_{1b}	86	cT_{1b}	83
pT_{1c}	81	cT_{1c}	76
pT_{2a}	74	cT_{2a}	67
pT_{2b}	65	cT_{2b}	60
pT_3	57	cT_3	52
pT_4	47	cT_4	38

2. N分期 不考虑T分期且M_0未见转移的患者，随N_0到N_3的变化，五年生存率见表2-4-4。

表2-4-4 肺癌不同N分期的五年生存率

病理分期	五年生存率（%）	临床分期	五年生存率（%）
pN_0	75	cN_0	60
pN_1	50	cN_1	37
pN_2	38	cN_2	23
pN_3	32	cN_3	9

3. M分期 M_{1a}、M_{1b}均为ⅣA期，生存期相差无几，M_{1c}为ⅣB期，生存期仅为ⅣA期一半（表2-4-5）。

表2-4-5 肺癌不同M分期的平均生存期

分期	平均生存期（月）
M_{1a}	11.5
M_{1b}	11.4
M_{1c}	6.3

笔记

（六）特殊情况解释

1. **淋巴结清扫** 根治性手术规定，为保证肿瘤完整切除，尽量做到N_1站、N_2站各完整切除三组淋巴结，如果没有做到称为淋巴结清扫不足。如果切除的纵隔最高组淋巴结（2～9组，数值越小，解剖位置越高）仍为阳性时，认为是不确定完全切除。

2. **胸腔内浆膜腔积液** 如果出现胸腔积液或心包积液时，要甄别是感染和低蛋白血症导致，还是肿瘤炎症刺激造成，又或是肿瘤侵犯转移所致。尽可能进行胸腔积液或心包积液穿刺明确积液性质，指导分期和治疗，不能轻易判断是M_{1a}。

3. **最高分期原则** 如果分期同时存在M_{1a}、M_{1b}和M_{1c}，按最高M_{1c}来诊断；如果同时存在N_1、N_2、N_3，按最高N_3来诊断；如果同时存在T_1、T_2、T_3、T_4，按T_4来诊断。

4. **多原发肺癌** 首先根据Martini-Melamed标准，将多原发肺癌分为异时性癌和同时性癌两类。异时性癌要求无瘤间隔时间至少在2年以上，其他标准与同时性癌相同。具体标准如下。

（1）组织学类型不同。

（2）组织学类型相同，但分化程度不同，如浸润性腺癌可被分为以贴壁样、腺泡样、乳头状、实体型等；或组织亚型不同，如黏液型、胶样型、胎儿型、肠型等。

（3）在不同的肺叶或肺段，共有的淋巴管内无癌且无肺外转移。

（4）基因突变、丰度不同（由近年来专家共识延伸出此条标准）。

打个比喻的话，多原发肺癌好像是兄弟关系，而肺内转移病灶是父子关系。

二、肿瘤疗效评价

1979年世界卫生组织确定了实体瘤双径测量的疗效评价标准，但在实际应用中发现世界卫生组织的标准存在一些问题。例如，对可评价的和可测量大小病灶的改变界定不清；对最小病灶的大小及病灶的数量无明确规定；各研究组之间疗效评价存在差异而难以比较等。针对以上问题，1994年欧洲癌症治疗研究组织（European Organization for Research and Treatment of Cancer，EORTC）、美国国家癌症研究所（National Cancer Institute，NCI）和加拿大NCI在世界卫生组织疗效评价标准的基础上进行了必要的修改和补充，提出了实体瘤疗效评价标准（response evaluation criteria in solid tumours，RECIST）评效标准，并广泛应用于临床。

RECIST1.1评效标准是评价肺癌治疗效果、修正和指导下一步治疗的重要工具，经此标准评价，如患者治疗效果良好，则应继续使用该方案治疗；如果疗效不佳，则应及时调整治疗方案，重新选择患者获益最大的治疗方案。

笔记

（一）疗效评价的常用概念

根据RECIST，疗效评价涉及的常用概念如下。

1. **完全缓解（complete response，CR）** 所有靶病灶完全消失，全部病理淋巴结缩小至正常大小（短轴＜10mm），全部血清肿瘤标志物水平正常。所有靶病灶均须评价。

2. **部分缓解（partial response，PR）** 所有靶病灶的直径总和低于基线＞30%。病理淋巴结总和使用短径，其他靶病灶的总和使用长径。所有靶病灶均须评价。

3. **疾病进展（progressive disease，PD）** 所有靶病灶的直径总和高于基线＞20%。病理淋巴结总和使用短径，其他靶病灶的总和使用长径。所有靶病灶均须评价。

4. **疾病稳定（stable disease，SD）** 介于PD和PR之间，靶病灶减小的程度没达到PR，增加的程度也没达到PD。

5. **假性进展** 在PD-1单抗等治疗过程中，由于肿瘤细胞坏死或炎症细胞浸润，部分肿瘤短期内出现增大或新病灶出现，随后肿瘤负荷减轻，这种非传统的临床反应被认为是假性进展。

（二）评效标准

世界卫生组织和RECIST评价标准的区别见表2-4-6。

表2-4-6 世界卫生组织和RECIST疗效评价标准的区别

	世界卫生组织疗效评价标准	RECIST疗效评价标准
肿瘤测量	二维测量法，面积之和	一维测量法，最长径之和
疗效		
CR	全部肿瘤消失，维持4周	全部肿瘤消失，维持4周
PR	缩小≥50%，维持4周	缩小≥30%，维持4周
SD	非CR/PR/PD	非CR/PR/PD
PD	增大≥25%和/或病灶增加	增大≥20%和/或病灶增加

按世界卫生组织疗效评价标准，若面积增大≥25%为PD，其横径仅增加≥12%（1.25的平方根），如果长径单径增加20%，实际面积会增加44% 。世界卫生组织标准的弊端在于本来不该判断PD的患者，被“错杀”，造成假阳性。因此，RECIST评估标准被广泛应用。

（三）RECIST1.1评效标准

1. **不可测量的病灶**

（1）小病灶（长径＜10mm，恶性淋巴结短径＞10mm但＜15mm）。

（2）骨病灶，脑膜病灶，腹水，胸腔/心包积液，淋巴管播散，腹部肿块（未被影像学证实），囊性病变。

2. **可测量的病灶** 除不可测量病灶外均为可测量病灶。

续　表

☞笔记

3. 靶病灶

（1）非淋巴结病灶：至少单径可测量。记录最长径：CT扫描10mm（CT扫描层厚≤5mm）、临床常规检查仪器10mm（肿瘤病灶不能用测径仪器准确测量的应记录为不可测量）、胸部X线20mm。

（2）淋巴结病灶：病理学增大且可测量，单个淋巴结CT扫描短轴须≥15mm（CT扫描层厚推荐不超过5mm）。

（3）适合测量且可重复测量：边缘清晰，易于测量且要远离影响图像质量的任何可能。

（4）每个器官最多2个，总共5个，全身淋巴结被认为是同一个器官。

（5）必须在基线时就存在，并贯穿整个研究期间，研究回顾时不可改变。

4. 非靶病灶

（1）符合靶病灶的要求但因为靶病灶数目有限而没有被选择的病灶。

（2）必须在基线时就存在，并贯穿整个研究期间，研究回顾时不可改变。

（四）RECIST疗效评估标准细则（表2-4-7）

表2-4-7　RECIST的疗效评估标准细则

靶病灶	非靶病灶	新发病灶	总疗效
CR	CR	无	CR
CR	未达CR/PD	无	PR
CR	未评价	无	PR
PR	未PD/没有完全评价	无	PR
SD	未PD/没有完全评价	无	SD
未完全评价	未达PD	无	无法评价
PD	任何	有/无	PD
任何	PD	有/无	PD
任何	任何	有	PD

注：①基线要求在治疗4周之内，否则要重新进行基线评估。②患者评估为缓解（CR/PR），4周后要进行确认评估。尤其是免疫治疗的患者需排除假性进展的可能。③PD除所有靶病灶的直径总和高于基线＞20%外，还要求长径增加超过5mm。

以上简要阐释了RECIST1.1评效标准，随着免疫治疗的广泛应用，产生了免疫相关缓解评价标准（immune-related response criteria，irRC）、免疫相关RECIST（immune-related RECIST，irRECIST）标准和免疫RECIST（Immune RECIST，iRECIST）标准等新的疗效评估标准，但尚未得到广泛应用。

参考文献

［1］刘彤华．刘彤华诊断病理学［M］．4版．北京：人民卫生出版社，2018．
［2］步宏．组织病理技术［M］．2版．北京：人民卫生出版社，2022．
［3］吴一龙，陆舜，程颖，等．非小细胞肺癌分子残留病灶专家共识［J］．循证医学，2021，21（3）：129-135．

笔记

[4] 中国医学会核医学分会. 淋巴瘤18F-FDG PET/CT及PET/MR显像临床应用指南（2021版）[J]. 中华核医学与分子影像杂志，2021，41（3）：161-169.

[5] Ming-Jue，Han，Hong-Xiu，et al. Thin-section computed tomography-histopathologic comparisons of pulmonary focal interstitial fibrosis，atypical adenomatous hyperplasia，adenocarcinoma in situ，and minimally invasive adenocarcinoma with pure ground-glass opacity [J]. European Journal of Radiology，2016，85（10）：1708-1715.

[6] Pedersen J H，Saghir Z，Wille M M W，et al. Ground-Glass Opacity Lung Nodules in the Era of Lung Cancer CT Screening：Radiology，Pathology，and Clinical Management [J]. Oncology，2016，30（3）：266.

[7] Hou S，Lin X，Wang S，et al. Combination of positron emission tomography/computed tomography and chest thin-layer high-resolution computed tomography for evaluation of pulmonary nodules [J]. Medicine，2018，97（31）.

[8] Amin M B，Greene F L，Edge S B，et al. The Eighth Edition AJCC Cancer Staging Manual：Continuing to build a bridge from a population-based to a more “personalized” approach to cancer staging [J]. CA：A Cancer Journal for Clinicians，2017，67（2）：93-99.

[9] Schwartz L H，S Litière，Vries E D，et al. RECIST 1.1—Update and clarification：From the RECIST committee [J]. European journal of cancer（Oxford，England：1990），2016，62：132-137.

笔记

第三章　传统治疗精准化

第一节　肿瘤外科治疗微创化

近年来，多种术前、术中定位手段应用于临床，使临床医生能够快速、安全、精准地定位肿瘤病灶，确定切除靶区、提高手术效率和成功率；同时腔镜微创手术快速发展，不同孔数、不同入路、机器人辅助等手术技术不断革新，改变了先前的大范围切除方式，保证了患者的远期存活，提高了患者的生活质量。在精准医疗时代，肿瘤外科治疗的核心追求已从单一的去除病灶转化为恢复患者生理、心理和精神的完整性，实现患者最大化健康获益，其核心理念转变为依据循证医学证据和指南的合理手术指征和手术切除范围、精准定位和精准切除。

肺癌的发病率高、患者人群庞大，尤其是早期筛查理念的普及使越来越多肺癌患者得到及时诊断。同时，肺的解剖位置相对复杂，毗邻重要的血管神经，手术难度较大，对精准治疗的要求更高。胸外科手术作为肺癌根治手段，在综合治疗中的地位越来越高，越来越多中晚期肺癌患者通过辅助和新辅助治疗后可接受手术，极大地推动了胸外科的快速发展。胸外科手术治疗的发展一定程度上代表了肿瘤外科精准治疗的发展。本节以肺癌的现代胸外科手术治疗为代表，阐述其发展历程、定位技术和切除术式等，帮助深刻理解精准外科治疗理念。

一、肺癌手术治疗发展历程

（一）胸外科手术的发展历程

胸外科是相对年轻的外科，仅有100多年历史，最早从治疗肺结核开始。北京协和医院拥有吴英恺教授、张纪正教授、黄家驷教授等多名胸外科泰斗。相比西方国家在该领域的进展，国内这些教授论文发表和首例手术成功实施的时间，仅晚了两到三年。上世纪三四十年代，胸外科主要治疗结核、一些良性疾病以及部分食管癌。目前，胸外科收治的绝大部分都是肿瘤患者，所以工作范围更偏向肿瘤外科。

（二）电视胸腔镜手术的发展历程

1. 电视胸腔镜手术的起源　1910年，瑞典内科教授雅各贝乌斯（Jacboaeus）第一次成功地将内镜检查技术用于分离肺结核患者的胸膜粘连，从而创立了一种新技术——电视胸腔镜手术（video-assisted thoracic surgery，VATS）。在不断积累传统开胸手术经验的基础

笔记

上，随着时代的发展，科学技术（光学技术、高清电视内镜技术）和医疗器械的创新（超声刀等能量器械、内镜用切割缝合器、双关节及特殊胸腔镜手术器械等）、手术技术及微创理念的进步等，VATS逐步发展起来。1986—1990年，VATS正式诞生。

2. 电视胸腔镜手术的成熟 2006年，美国国立综合癌症网络（National Comprehensive Cancer Network，NCCN）首次将VATS治疗肺癌写入临床指南，成为国际上肺癌治疗的标准术式之一。越来越多的循证医学证据支持VATS的远期疗效优于传统术式，VATS在胸外科的主角地位基本确立。同时，VATS也由早期的四孔法发展到单孔法（uniportal VATS），从肋间进入法发展到剑突下进入法，从全身麻醉插管发展到自主呼吸的Tubeless，从肺叶全切术发展到肺段直至亚段切除术，开创性地建立了隆突重建和袖式切除手术等新技术，标志着VATS进入了成熟期。从手术时间来看，既往胸腔镜手术需要3～4小时才能做完，现在只需要1.0～1.5小时。

3. 中国电视胸腔镜手术的起步和发展 我国VATS发展于1992—1994年之间，以王俊为首的中方专家与迈克尔·马克（Michael Mack）和迪·阿卡夫（Tea E.Acuff）为代表的美方专家，在少数大型医院及部分三级甲等医院联合举办的多次学术交流会及技术演示会上，进行肺楔形切除、肺大疱切除和胸交感链切断术等胸腔镜手术演示，探索并奠定了我国胸腔手术医师的培训模式，为我国VATS的快速发展奠定了基础。

2000—2005年，由于手术创伤小、恢复快、住院时间短、外表美观等特点，VATS逐渐被老一辈胸外科专家及社会患者所认可，从“点”到“面”、从三级甲等医院到二级医院，逐步在全国推广开来。

二、影像技术在肺癌手术治疗中的作用

精准的影像可帮助预判肿瘤的分期和性质，是外科手术治疗精准化的重要基础。肺癌可能从远古时期就伴随人类存在，仅因影像诊断技术的落后未能获得诊断，直到1895年X线的发现才使肺部阴影逐渐被人重视。但由于早期技术和治疗理念的限制，多数肺癌诊断时即已发展到中偏晚期；当时没有全身转移的概念，只要肿瘤能切除就具备手术指征。近年来，用胸部薄层CT早期筛查以早诊早治的理念深入人心，加之药物、器械、检查手段的发展日新月异，使胸外科治疗的疾病谱也发生了明显变化，因此，以往的手术方式和手术对象也发生改变。越来越精细的影像技术可以帮助发现越来越小的肺内结节，促进了肺癌精准治疗的发展。在此背景下，肺癌的工作重点、指南分期、手术路径、诊疗模式也随之发生重大变革。

三、肺癌手术治疗

（一）电视胸腔镜手术

1. 电视胸腔镜构成 电视胸腔镜由硬杆透镜系统构成，通过侧方的纤维光源电缆与光源相连接，通过连接在镜身末端的偶联器和图像处理器连接。

（1）镜身：分为直径10mm、5mm和3.5mm，镜身越细损伤越小，但视野缩小时亮度降低。

（2）视野角度：有0°及30°镜，0°镜更容易操作，肺萎陷后30°镜的镜头可协助完整显露胸腔内容。

（3）光源：冷光源。

（4）HD摄像机（4K）：包括含摄像头的偶联器和图像处理器，一般只能提供二维平面图像。

（5）HD显示器（4K-3D）。

（6）电钩或超声刀：用于组织分离和止血，是胸腔镜手术必备。

（7）套管：胸腔镜和器械进入胸腔的通道，直径5～10mm，切口保护套常作操作孔。

（8）其他：多种专用的双关节器械，以及各种绝缘抓钳、分离钳、活检钳、肺钳、剪刀、电钩、吸引器，推结器、血管闭合夹（hem-o-lock）、连续击发的钛夹钳和内镜直线切割闭合器，是电视胸腔镜手术常用器械。

2. 电视胸腔镜手术步骤

（1）手术体位采取折刀卧位。

（2）进行胸膜腔探查。

（3）明确解剖关系，完整切除肿瘤组织。

（4）进行淋巴结采样或系统清扫：依站清扫，彻底探查。

（5）行肋间神经阻滞术（切口损伤肋间神经时）。

（6）温蒸馏水浸泡冲洗（无瘤原则）。

（7）关胸前确认。

（8）预防并发症处理：止血、防漏气、胸腔引流。

（9）关胸、缝合切口。

3. 电视胸腔镜手术具体术式

（1）楔形切除：多数以活检为目的，除适用于恶性肿瘤外还可用于肺间质疾病等良性疾病。术中进行冰冻病理，如果明确恶性，须扩大进行根治性手术。

（2）解剖性肺切除：包括肺段切除术、肺亚段切除术、联合亚段切除术、袖式切除术等。

1）肺段切除术：1939年，丘吉尔和贝尔西首次应用舌段切除术治疗肺结核和肺不张，1973 年该术式被应用于肺癌。肺段切除术逐渐成为目前精准胸外科手术的代表术式，其原则是彻底、安全地切除肿瘤组织以及最大限度地保留正常的健康肺组织。与楔形切除相比，肺段切除术有更好的清扫范围和更准确的切除部分，其临床实施需要通过规范的技术流程和严格的质量控制才能实现，以期达到精准治疗的目的。

肺段切除术包括简单肺段切除术和复杂肺段切除术。要求术者非常熟悉解剖结构及可能存在的变异，尤其是动脉的变异。手术要求解剖与影像相辅相成，即使有高分辨CT的3D重建做“导航”，也要仔细辨认解剖结构层级、沿途血管分叉特征、肺内血管管径等，必要时可通气协助判断。精准的解剖是精准肺段切除术的保障。

在肺段切除术中，可用到以下特殊技巧。①段间平面的判断：包括喷射通气法、血管走行法、染色法和术前3D模拟等。②锥式肺段切除术：作为精准手术的代表，其理念可应用于所有种类的肺段、亚段、联合亚段切除术。靶段依靠锥尖（段门）和非游离锥面（肺段间交界面）固定于肺叶内，将锥尖和非游离锥面自肺叶内分离出，即完整的靶段解剖性切除。按照锥形结构原理自肺叶中完整分离出肺段，切断靶段支气管、动脉、段内静脉，保留段间静脉，解剖性分离段间交界。③“三向钉合技术”锥状裁切段间平面：每个肺段

笔记

都是三维结构或锥体状。如果只是简单地使用长钉切割闭合器在一个平面挤压和切除肺组织，不仅达不到解剖性肺段切除的目的，而且钉子不能使过厚的肺组织紧密闭合，导致持续肺漏气。

2）肺亚段切除术与联合亚段切除术：①肺亚段切除术适用于良性病变，或直径较小、肿瘤恶性度低者，如肺不典型腺瘤样增生和肺原位腺癌；妥协性切除；肺部转移病变或多发病变；楔形切除受到限制；肿物位于肺亚段的中央，可以保证足够切缘。②联合亚段切除术适用于病变位于肺段之间的情况。③肺段＋肺亚段切除术适用于行肺段切除，但切缘不足的情况。

优势：多项研究显示解剖性肺段切除术是安全的，没有违背肿瘤治疗原则。①保存了更多的正常肺组织，保护了患者的肺功能。②可以清扫肺段间、亚段间淋巴结，提高了分期的准确性，确保了手术的治疗效果。③保证了足够的切缘，以及安全、足够的手术范围。④克服了楔形切除的缺陷。

3）袖式切除术：是为了尽可能地保留相邻肺叶并切除支气管开口肿物的术式。托马斯于1947年首次为类癌施行了支气管袖式切除术，而阿利森于1954年首次为肺癌施行了袖式支气管肺叶切除术（bronchial sleeve lobectomy，BSL）。从此袖式切除术发展成为保留肺实质、治疗中心性支气管肺肿瘤的“金标准”。现已证明，采用袖式切除术患者的长期生存率与采用全肺切除术者相当或更好。

4）其他：包括肺叶切除术、联合肺叶切除术、全肺切除术（单侧胸腔全部肺叶）、扩大肺叶切除术（肺上沟瘤）、胸膜全肺切除术。

（3）淋巴结切除：包括淋巴结活检、淋巴结系统性采样、淋巴结系统性清扫术。其中，淋巴结系统性清扫术是模块化很固定的手术，从胸膜及肺间质淋巴管到肺门（包括叶间及支气管血管束旁），再到纵隔淋巴结，确定了手术需要清扫的淋巴结范围。

4. 电视胸腔镜手术并发症 常见的并发症包括出血、神经损伤（膈神经、迷走神经、喉返神经损伤）、脓胸、伤口感染、持续肺漏气、支气管胸膜瘘、袖式吻合口瘘、肿瘤种植转移和死亡等。这与适应证和手术方式的合理选择、麻醉方式及肺控制效果、手术器械和能量器械的使用、术者的操作经验与手法风格及术中特殊情况的处理都有关。

（二）单孔胸腔镜手术

西班牙胸外科医生冈萨雷斯在洛可的基础上，2010年成功完成了单孔胸腔镜肺叶切除＋淋巴结清扫术。

1. 单孔胸腔镜的特点 单孔胸腔镜与传统三孔胸腔镜视角不同，相应理念及技术特点也大相径庭。其优点是在保证无瘤原则的前提下更微创，显著缩短了胸管引流时间、住院时间，并降低了总体并发症的发生率；缺点是器械多而孔少，难以放置切割闭合器，且器械间空间排布有局限性，操作不便，所以只能利用器械细长化和弯钩化来巧妙规避上述缺点。

2. 新手术技巧

（1）非叶裂技术（fissureless technique）：不打开叶裂寻找肺动脉及支气管，而在单向式切断肺门结构后，再裁切叶裂，移除肺叶。

（2）插花式放置镜头及器械；采用吸引器加超声刀的无抓持式淋巴结清扫。

（3）向前、抽屉式牵拉肺，使其显露于隆突下，先游离食管侧以随着肺抽屉式向前，由浅至深牵拉出7组淋巴结。

（4）压迫左肺动脉主干以显露4L组淋巴结至主动脉弓下及气管。

（5）镂空膈神经以彻底清扫3A组、6组、5组淋巴结。

（6）打开奇静脉弓下，隧道视角游离4R＃周边；去除上纵隔胸膜瓣整块，清扫2R组和4R组淋巴结。

（7）从上枪角度切线向由近及远游离切断肺动静脉血管。

（8）合理使用hem-o-lock、结扎＋超声刀、可弯折钉仓、钉仓导引管、弧形砧头（curved anvil head）。

（9）中叶切除时可首先裁开水平裂使中叶相对孤立。

（三）其他常用技术

1. 肺小结节定位技术

（1）术前CT引导下经皮介入穿刺定位：因为磨玻璃结节与正常组织触感相同，术中戴手套后更难触及，因此术前放置Hook-wire鱼钩或弹簧圈定位，协助手术寻找肺结节及判断必要的切缘距离，提高手术效率，有利于采取更为精准的手术方式，更好地保留肺功能。

（2）术中定位技术：术中发现该结节后，术者须缝线标记病灶，才能进一步送冰冻病理。如果未缝线，经过福尔马林固定后，结节颜色和质地将与正常组织难以区分。

（3）荧光胸腔镜技术：用于术前穿刺定位磨玻璃结节及肺段切除术中的段间平面判定。

2. 引流技术

（1）随着胸腔手术方式不断进化，引流理念由开胸手术时代的上下两根胸管发展至胸腔镜时代的视孔置入上至胸膜顶的单根胸管。

（2）单孔手术使用更细的胸腔引流管，切口外接J型介入用管。

（3）术中判断无出血、肺漏气等相关风险时，也可以不放置胸管。电子引流胸瓶的广泛使用，取代了墙壁负压三腔普通胸瓶，不影响患者下床活动，并能精确判断患者漏气量及是否停止漏气，协助判断拔管时机（节省了胸管夹闭试验所需的24小时）。

第二节 放射治疗精准化

放射治疗学是一门建立在放射物理、放射生物和临床医学等基础之上的学科。放射治疗是利用射线来进行治疗的一种手段，主要用于治疗恶性肿瘤，与手术和药物治疗一起成为了治疗恶性肿瘤的三大主要手段。此外，放疗还可应用于良性肿瘤和良性增生性疾病的治疗。放疗的基本宗旨是使肿瘤或病灶区接受准确、合适的放射剂量，同时最大限度地保护周围邻近的正常组织，达到根治肿瘤、缓解病情，并尽可能降低毒性、保证患者生活质量的目的。

近30年，随着计算机技术的广泛应用、医学影像技术的飞速发展，放疗技术和设备的发展日新月异，已经完全步入了精准放疗时代。图像引导放疗、调强放疗、立体定向放疗

笔记

等先进技术的开展，不但可以提高病灶区的照射剂量、改善肿瘤局部控制和总生存，还可以降低正常组织受照剂量，减少治疗相关毒副作用。同时，多种分割照射模式的应用，进一步扩大了放疗临床适用范围。此外，生物组学和功能影像的发展和联合应用，也使放疗进入了全新领域。目前，在临床上可以做到精确定位、精确计划和精确治疗，也可以开展基于肿瘤分子分型、多模态功能影像指导的自适应放疗。质子、重离子等高线性能量传递（linear energy transfer，LET）射线治疗还可能进一步提高整体治疗增益比。精准放疗技术仍在持续发展和不断革新，未来将会给患者带来更多的临床获益。

一、放射治疗的发展历程

追溯放疗发展历程，1895年伦琴发现X线，1898年居里夫人首次发现并成功分离了镭元素并提出了“放射性”的概念，放射性元素的生物学效应开始得到认识。1899年人们开始试验性地使用X线来治疗皮肤癌患者，获得了良好的疗效。1903年，亚历山大·贝尔建议物理学家将细小的镭颗粒封管并放置肿瘤旁进行治疗，自此诞生了近距离腔内放射治疗技术，这一技术至今临床上仍在使用。1921年，北京协和医院建立放射科，引进了放射性镭和浅层X线治疗机，成为国内最早开始进行放射治疗的医院。1922年，首台200KV级深部X线治疗机诞生，用于进展性喉癌的治疗并取得成功，奠定了放射治疗在肿瘤学中的地位，放射治疗逐渐形成独立学科。1934年古塔尔提出的延长治疗时间的分次治疗方案被证明在治疗肿瘤性疾病中具有明显的优越性，分次治疗成为目前放射治疗的基础。1951年，第一台钴-60远距离治疗机在加拿大问世，从此开始了现代外照射治疗，改变了过去X线治疗机只能治疗比较表浅肿瘤的状况，进一步扩大了放射治疗适应证，治疗效果也明显提高。1968年，随着加速管的优化，放射治疗进入了超高压射线治疗的新阶段。

1976年，CT开始应用于临床放射治疗并使其进入了一个三维适形放射治疗（three dimention conformal radiotherapy，3D-CRT）的崭新历史时期。1977年，调强适形放射治疗（intensity modulated radiation therapy，IMRT）概念的提出是在3D-CRT基础上的又一发展。1985年，北京协和医院建立了独立的放射治疗科。同期中华医学会成立了放射肿瘤治疗学分会，创办了《中国（中华）放射肿瘤学》杂志（后更名为《中华放射肿瘤学杂志》），自此，在我国放射治疗作为一门肿瘤治疗的专业学科开始快速发展。进入21世纪，三维治疗计划系统的开发应用使放疗区剂量分布更均匀，治疗更安全精确。2008年后，在图像引导放射治疗（image-guided radiotherapy，IGRT）的基础上又研发出了快速回转调强放射治疗（intensity modulated ARC therapy，Rapid-Arc）、容积弧形调强放射治疗（volumetric modulated therapy，VMAT）。这几种新型的放射治疗技术不但可对肿瘤进行精确定位，还可大幅缩短放射治疗时间，更重要的是减少了治疗时的误差，降低正常组织并发症的概率。经过百年的发展，放射治疗已经由传统的简易二维治疗技术时代跨越至精准的三维/四维治疗技术时代。

笔记

二、放射治疗的基本原理和生物学效应

（一）基本原理

根据LET，即单位长度径迹上能量传递的高低，射线分为低LET射线和高LET射线。①低LET射线：包括光子（X线、γ线）和电子线，是目前临床上主要应用的射线。②高LET射线：包括快中子、质子、重离子等。质子的生物效应和光子相似，但其物理分布上存在Bragg峰的特性，可以采用自动化技术控制其能量释放的方向、部位和射程，将Bragg峰控制在肿瘤靶区，实现肿瘤的精确照射。重离子除具有Bragg峰的物理优势，还具有明显的生物优势，对于低LET射线抗拒的肿瘤，使用重离子治疗可能更为有效。

（二）生物学效应

1. 电离辐射对生物体的作用　射线对生物机体的作用分为直接作用和间接作用。①直接作用：是指射线被生物体吸收后，与细胞的关键靶DNA直接发生作用，使具有生物活性的大分子发生电离、激发或化学键断裂，造成分子结构和性质的改变，从而引起细胞功能和代谢障碍。②间接作用：是指射线作用于体液中的水分子，引起水分子电离和激发，形成自由基，继而作用于生物大分子引起损伤。

细胞群体在受到照射后会发生部分死亡。辐射造成的细胞死亡常见于比较活跃的、不断进行分裂的细胞，对不进行分裂的细胞作用较弱。细胞死亡的原因是放射性对细胞遗传物质和DNA造成了不可修复的损伤，以染色体DNA为主要靶点。通常使用细胞存活曲线来描述射线照射剂量和细胞存活分数之间的关系，用来研究和评估电离辐射对哺乳动物细胞增殖能力的影响。

2. 放射敏感性及影响因素　放射敏感性也称放射效应，是指在相同射线照射条件下机体、细胞、组织或器官接受电离辐射作用后发生死亡、损伤或其他效应的快慢程度。按放射治疗肿瘤的效应把不同肿瘤分成放射敏感、放射中等敏感及放射抗拒的肿瘤。放射敏感的肿瘤常是分化程度差、恶性程度高的肿瘤，易发生转移。与放射敏感性相关的四个主要因素是肿瘤细胞的固有敏感性、是否乏氧、乏氧克隆细胞所占的比例以及肿瘤放射损伤的修复。

3. 分次放射治疗的生物学基础　“4Rs”概念在临床放射生物学中非常重要，它是指细胞放射损伤的修复、周期内细胞的再分布、氧效应及乏氧细胞的再氧合以及再群体化。这是进行分次放射治疗的生物学基础。

（1）细胞放射损伤的修复：临床上所用的照射剂量会造成大量的DNA损伤，而其中的大部分是能够被细胞成功修复的，细胞对放射损伤的修复能力会不同程度地影响射线的生物效应。

（2）周期内细胞的再分布：一般认为，分次放射治疗中存在着处于相对放射抗拒时相的细胞向放射敏感时相移动的再分布现象，这有助于增强射线对肿瘤细胞的杀伤效果；但如果未能进行有效的细胞周期内时相的再分布，则可能成为放射抗拒的机制之一。

（3）氧效应及乏氧细胞的再氧合：研究表明，分次照射有利于乏氧细胞的再氧合，从

笔记

而使放射效应提高，因此临床上可采用分次照射的方法使瘤体内前次照射所残留的乏氧细胞再氧合并逐步被杀灭。

（4）再群体化：组织损伤后，干细胞在机体调节机制的作用下增殖、分化、恢复组织原来形态的过程称为再群体化。

4. **放射治疗中的剂量-效应关系** 放射治疗对肿瘤治疗的效果，因肿瘤病理类型及分期的不同有很大差别。例如，淋巴瘤有较好的放射可治愈性，而胶质母细胞瘤和骨肉瘤则对放射耐受。放射治疗中，随着物理吸收剂量的增加，肿瘤控制概率（TCP）和正常组织并发症概率（NTCP）都会增加，TCP受肿瘤的敏感性、肿瘤的大小等很多因素的影响，NTCP取决于放射治疗的总剂量、单次剂量及照射体积等。临床治疗中必须保持放射治疗带来收益和所致风险的平衡。控制肿瘤的同时要保证不能给患者造成不可接受的放射损伤。

三、放射治疗技术

（一）远距离治疗

1. **常规放射治疗（conventional radiotherapy）** 是简易的二维放疗技术，在照射肿瘤区域的同时，可能使周围正常组织和器官也受到照射。

2. **三维适形放射治疗（three dimention conformal radiotherapy，3D-CRT）** 是一种提高治疗增益比的放疗技术，使得高剂量区分布的形状在三维方向上与病变（靶区）的形状一致。相比常规放疗，3D-CRT可提高高剂量区分布与靶区三维形状的适合度，减少周围正常组织和器官的照射剂量。

3. **调强放射治疗（intensity modulated radiotherapy，IMRT）** 是3D-CRT的一种特殊形式，除了满足高剂量区分布的形状在三维方向上与病变（靶区）的形状一致外，还使靶区内及表面的剂量处处相等，照射野内诸点的输出剂量率能够按照要求的方式进行调整。IMRT可进一步提高靶区剂量、保护正常组织，提高肿瘤控制水平、改善患者生存状态及降低放疗副作用。

4. **立体定向放射治疗（stereotactic radiotherapy，SRT）** 是利用立体定向装置、先进的影像设备及三维重建技术确定病灶和邻近正常组织器官的准确位置和范围，利用三维治疗计划系统确定射线束的方向，精确计算靶区和正常器官的剂量分布，使射线对病变实施类“手术”式的照射。SRT对比常规外照射，具有靶区范围小、单次剂量高、靶区定位和治疗立体定向参数要求精确、靶区与周围正常组织间的剂量变化梯度大、射线从三维空间分布汇集于靶区等特点。

5. **图像引导放射治疗（image-guided radiotherapy，IGRT）** 是指在分次治疗摆位时和治疗中采集图像或其他信号，用以引导此次治疗或后续分次治疗。IGRT的主要目的是探测并减少摆位误差，控制靶区运动或进行相应的器官运动管理。常见的技术包括在线校位（2D成像、3D成像、4D成像）、自适应放疗、屏气和呼吸门控技术、四维放射治疗、实时跟踪治疗等。

6. **质子和重离子治疗** 具有独特的物理学特性，在治疗肿瘤时能更好地保护正常组织，重离子具有良好的生物学特性，能有效地治疗常规射线不敏感或放射抗拒型肿瘤。

7. **闪疗（Flash放疗）** 是指将X线一次性以超高剂量率（每分钟720 000cGy）、超高速（出束时间低于1秒）输出的体外非侵入性治疗手段。在动物实验中发现，闪疗引起动物皮肤和皮下正常组织的损伤非常轻微，如果能用于临床治疗，可能进一步减少放疗对患者的不良反应，目前也是放疗的研究热点之一。

笔记

（二）近距离治疗

近距离治疗（brachytherapy，BRT），是相对于远距离治疗（外照射）而言的，包括腔内/管内照射、组织间照射、放射性粒子植入、术中照射及模照射等治疗方式。近距离治疗的主要特点是局部剂量高，达到边缘后剂量迅速下降，照射范围内剂量分布不均匀，照射时间短，需要一次连续照射或数次照射。

腔内/管内照射，广泛应用于鼻腔、鼻咽、口腔、气管、食管、宫颈、宫体、阴道等部位。组织间照射，可应用于头颈、颅内、肺、胸膜及肢体软组织等诸多部位。放射性粒子植入是将微型放射源植入肿瘤内或受肿瘤浸润的组织中，现主要用于治疗早期前列腺癌。术中照射，主要是术中置管、术后照射，可以克服一般术中放疗仅能照射一次的缺点，可以在术后一定时间内分次进行照射。模照射，可以制定不同的模（施源器）来照射不同解剖部位的肿瘤。

四、放射治疗的临床应用

2013年世界卫生组织报告，约55%的恶性肿瘤可被治愈，其中手术治愈27%，放射治疗治愈22%，化学药物治愈6%。放疗的单独应用主要适用于一些早期、对放疗敏感的肿瘤，如淋巴瘤、早期宫颈癌、鼻咽癌、前列腺癌等。临床中绝大部分肿瘤需要多种治疗手段综合运用，如放疗和手术联合（术前/新辅助放疗、术中放疗、术后/辅助放疗）、放疗和化疗联合（诱导放化、同步放化、序贯放化疗）以及和靶向、免疫等治疗的联合均是临床常见的恶性肿瘤治疗模式。

根据放疗的目的，通常将放疗分为根治性放疗和姑息性放疗。①根治性放疗：是指在给予足够剂量的治疗后，肿瘤可以被治愈或患者可以获得长期生存。虽然在放疗期间或之后不可避免地会产生一些不良反应，但绝大多数可以被控制在安全范围或可接受限度内。②姑息性放疗：目的是在一定程度上控制肿瘤，帮助患者缓解症状、延长生存时间、提高生活质量等。在姑息性治疗中，如果肿瘤缩退良好或患者情况明显改善，也可将姑息性放疗转化为根治性放疗。

（一）放射治疗在恶性肿瘤中的应用

放疗在恶性肿瘤中的临床应用有很多，除用于肺癌、乳腺癌、食管癌、胃癌、胰腺癌、直肠癌、宫颈癌、前列腺癌和头颈部恶性肿瘤外，还可用于中枢神经系统肿瘤、恶性淋巴瘤、儿童肿瘤、皮肤软组织肿瘤，以及肿瘤转移性病灶的姑息性治疗、脊髓压迫或上腔静脉压迫等急症的治疗。

1. 肺癌　需要采用综合治疗手段，放疗作为局部治疗手段之一，其适应范围广泛。不仅可以用于局部病变的治疗，也可用于转移性病例；无论早期或晚期患者，精准化的放疗技术均已在临床应用。

笔记

（1）早期和晚期寡转移非小细胞肺癌的应用：早期非小细胞肺癌（non-small cell lung carcinoma，NSCLC）的标准治疗是外科治疗，但若患者高龄、有严重内科合并症或拒绝手术时，可选择立体定向放射外科进行治疗，如”伽玛刀”等，这种局部精准放射治疗方式也可以达到根治的目的，且五年生存率与根治性手术相差无几，这解释了其称为“刀”的原因。对于转移灶数目有限的晚期寡转移NSCLC可考虑联合根治性局部放疗。

（2）局部晚期非小细胞肺癌的应用：对于不可手术的局部晚期NSCLC，同步放化疗是目前的标准治疗策略，常用的技术包括3D-CRT和IMRT。近年来，大分割SRT提高了生物有效剂量，逐渐成为NSCLC的标准治疗。但由于呼吸运动等影响，肺癌的体部SRT更为复杂，需要使用多种方法来减少呼吸运动对放疗的影响，早前常使用屏气、腹部压块方式解决上述问题。近年来，呼吸门控、实时追踪、四维CT等技术的应用，减轻患者痛苦，传递“高效低毒”的精准放疗理念。

2. 乳腺癌 应用放射治疗已有百年的历史，在早年仅作为晚期复发病例的姑息性治疗。出于对女性心理生理的保护，1941年麦克惠特首先用单纯乳房切除加放疗来代替根治术，乳腺外科开始出现保乳手术理念。荟萃分析显示，行保乳术患者在术后接受全乳放疗可以明显降低同侧乳腺的局部复发率，因此保乳术后常规全乳放疗逐渐成为临床共识。

随着精准治疗理念在放疗中深度普及，对放疗野的范围划分也越来越精确，临床中需要根据患者的具体情况和高危因素进行放疗方案的设计。对高复发风险的患者（原发肿瘤＞5cm或腋窝淋巴结转移≥4个；肿瘤≤5cm且腋窝淋巴结1～3个阳性，合并其他高危因素者）使用区域淋巴结联合全乳照射，但对低危保乳患者则可以进行部分乳腺照射（partial breast irradiation，PBI），放疗范围缩小至只包括乳腺瘤床区域。PBI不但可以缩短放疗时间，还可以减少心、肺、胸壁等正常组织的受照射剂量。可使乳腺癌灶局部获较高剂量而周围正常组织损伤较少，放疗效果明显提高。

3. 食管癌、胃癌 早年食管癌仅进行姑息性放疗，胃癌的术后放疗未成为推荐治疗。近年来临床实践发现，术前化疗辅以放疗的治疗理念，提高了局部疗效，获得了更好的R0切除率和更高的病理完全缓解率以及更长的生存，且不显著增加围手术期并发症。这种治疗模式扩大了根治性手术的适应人群，让更多食管癌和胃癌患者获益，从广义上讲也是精准治疗的新进展。

4. 胰腺癌 治疗效果极差，放疗主要适用于：局部晚期不可切除胰腺癌；晚期胰腺癌的镇痛放疗；胰腺癌术后切缘不净或肿瘤残存者（R1/R2手术）。有研究显示，潜在可切除或不能手术切除的胰腺癌经过术前同步放化疗，约1/3的潜在可切除患者可转化为可手术切除者。对于不可手术切除的局部晚期胰腺癌，放疗可以提高患者的生存率，并改善症状和生存质量。大多数学者认为，以同步放化疗为主的综合治疗疗效显著优于单一治疗模式，无论是单独化疗还是单独放疗。此外，立体定向放疗、重离子放疗也有不错的初步疗效，是否能进一步改善患者生存率仍需更深入的研究证实。

胰腺癌放疗最大的剂量限制器官是小肠，而术中放疗可将高能加速器产生的高能电子线通过限光筒引导到肿瘤部位集中进行剂量照射，可直接避开周围的敏感组织和器官，靶向性好。临床上，可通过胰十二指肠切除术后进行术中放疗、不可切除胰腺癌探查术后进行术中放疗，进一步提高胰腺癌的局部控制率。有大样本的回顾研究结果显示，接受术中放疗的胰腺癌患者中位生存期可达到19.1～13.0个月，明显高于同期未接受术中放疗的患者。但术中放疗也存在明显的缺点，即只能在手术中进行，且是单次治疗。

5. 直肠癌 需要依据临床分期进行多学科的综合治疗。

笔记

（1）Ⅰ期直肠癌：单纯根治性手术即可获得满意的长期生存；但当肿瘤距离肛门缘较近时，可以进行肿瘤局部切除＋/－术后放疗，在保留肛门的同时，可以获得和根治性手术相同的疗效。

（2）Ⅱ、Ⅲ期可切除的直肠癌：随机研究结果显示，术前放疗、术前同步放化疗、术后同步放化疗与手术相比，降低了直肠癌的局部区域复发机会，并显著提高了长期生存，因此，围手术期放化疗目前已成为Ⅱ、Ⅲ期直肠癌的标准治疗手段。术前同步放化疗与术后同步放化疗相比，长期生存相似，但能进一步降低局部区域复发，同时不良反应发生率更低，还能提高保肛率，因此越来越多的中心选择术前同步放化疗作为Ⅱ、Ⅲ期直肠癌的标准方法。

放疗中应根据患者模拟定位的图像进行个体化的治疗计划设计，采用三维适形或调强放疗，精准定位治疗范围，准确评估靶区适形度和照射剂量分布，减少正常器官照射。

6. 宫颈癌　放疗是宫颈癌的主要治疗手段，适用范围广，各个期别均可使用。早期宫颈癌不愿手术或不能手术切除者，放疗可以达到与手术等同的根治性效果。局部晚期宫颈癌的标准治疗模式是同步放化疗联合近距离治疗。

放疗通过外照射覆盖宫颈蔓延和转移区域，通过内照射覆盖宫颈癌的原发区域。由于宫颈、子宫和阴道的解剖结构适合进行内照射治疗，且能耐受较高的放疗剂量不至于出现重度不良反应，因此内外照射的联合治疗模式能够控制绝大部分宫颈癌。但要想获得满意的临床效果，在制定放疗计划时仍需考虑各方面的因素，如精准的放疗技术和图像引导技术、合适的照射范围、充足的照射剂量、内照射的应用、合理的治疗时间以及个体化的联合治疗模式。当然肿瘤分期、病理类型、贫血、宫腔/盆腔感染等因素存在时也会影响整体治疗效果。

7. 前列腺癌　放疗是局限期和局部晚期前列腺癌的根治性治疗手段，主要适应证为临床$T_{1\sim4}N_{0\sim1}M_0$期。回顾性研究认为，局限期中低危前列腺癌，进行放疗与根治性手术＋失败后挽救性放疗具有相同的长期无生化失败生存率；局限期高危前列腺癌，放疗疗效优于根治性手术，但两者的无远处转移生存率和肿瘤相关生存率无显著差异。多学科讨论局限早期前列腺癌的治疗选择时，除了考虑临床疗效对比，同时也要尊重患者的选择。局部晚期（$T_{3\sim4}N_xM_0$）前列腺癌不能手术切除，放疗和激素治疗是有效的治疗手段，综合治疗提高了局部晚期前列腺癌的局部控制和生存率。晚期或转移性前列腺可酌情考虑姑息性放疗。前列腺癌照射剂量与生存率显著相关。当提高照射剂量时，无生化失败生存率和无进展生存率均可提高。目前认为，前列腺癌获得最大治愈率的照射剂量在76Gy及以上。常用的外照射技术有三维适形和调强放疗、立体定向放疗、质子治疗等。近距离治疗技术主要是放射性粒子植入，但单纯近距离治疗仅适用于早期局限期前列腺癌，局限期中高危前列腺癌仍需要结合外照射治疗。

8. 头颈部恶性肿瘤　如鼻咽癌，目前公认的有效根治性治疗手段为放疗，或以放疗为主的综合治疗。鼻咽癌的局部控制与放疗剂量呈正相关，使用常规放疗技术和三维适形技术时，肿瘤周围正常组织的剂量限制成为了限制提高肿瘤照射剂量的关键因素。IMRT能够明显改善靶区物理剂量分布和降低重要器官受照剂量，因此在鼻咽癌的应用中有着非常明确的优势。鼻咽位置深在、器官移动小、易固定，具备精确放射治疗的临床可行性。因此，从理论上讲，鼻咽癌是从IMRT技术中获益最大的肿瘤之一。

放疗也是其他头颈部恶性肿瘤的主要治疗手段之一，如口腔、口咽、下咽、喉、鼻腔及鼻旁窦肿瘤等。可单独应用，也可与手术、系统治疗联合，尤其对于有器官功能保留意

笔记

愿的患者，放疗是优选的治疗方法。

放射治疗作为临床常用的治疗手段，是恶性肿瘤综合治疗中的重要组成部分，同时用于一些良性疾病也能获得不错的疗效。随着精准放疗技术和设备的进展，放疗不但可以给予病灶区准确合适的剂量，还能很好地保护周围正常组织器官，在控制病情的同时尽可能降低副作用，提高生活质量。

（二）放射治疗在良性疾病中的应用

放射治疗良性疾病具有悠久的历史，但由于放疗的远期副作用，良性疾病是否进行放疗曾一度成为争议性话题。但随着放疗技术的发展、精准放疗设备的日新月异、放疗疗效的明确，使得大家重新认识到了放射治疗良性疾病的潜力。

1. 放疗对于良性疾病病理过程的作用

（1）抗增殖作用：适用于抑制异位骨化、预防血管再狭窄、抑制瘢痕增生或治疗硬纤维瘤。

（2）免疫抑制作用：适用于长期抑制局部自身免疫，如甲状腺相关眼病（Graves眼病）的治疗。

（3）抗炎作用与退行性病变镇痛作用：适用于骨关节炎。

（4）功能性作用：放疗具有自主神经调节作用，可干扰基因激活过程。

2. 注意事项 良性疾病放疗确有一定疗效，但使用时要慎重，不能滥用，须权衡利弊、合理取舍，对于处于生长发育阶段的儿童或有生育要求的青年，需要充分考虑遗传和致癌风险。但当手术或药物治疗难以奏效，而放疗可以发挥作用时，应及早应用放疗。

第三节 化学治疗精准化

广义的化学治疗，包括化学药物治疗、靶向治疗、抗体偶联（antibody-drug conjugates，ADC）药物治疗和免疫治疗；狭义的化学治疗，是指传统的化学药物治疗。高效低毒是所有肿瘤相关医生共同追求的目标，而靶向药物具有比传统化疗药物毒性更低、副作用更小、耐药时间更长、生存期更长等优势，得到了肿瘤医生的认可。遗憾的是，并非所有患者都能应用靶向治疗，部分患者不存在有意义的基因突变，或者基因突变没有相应获批的药物，因而只能进行传统化疗。

随着对化疗药物药代动力学和毒理学研究的深入，化疗药物的作用位点越来越精准，从以往广谱杀伤肿瘤细胞和正常细胞，到如今选择性作用于部分酶类，将对正常细胞的损伤降到最低。化疗药物在不断发展和完善中追求剂量个体化、剂型人性化、毒副作用最小化的精准目标，使肿瘤患者寿命得以不断延长。本节主要介绍狭义的化疗，在应用传统化疗药物的基础上，提倡化疗模式的精准化。

一、化疗药物概述

在人类与肿瘤抗争的历史上，化疗药物是人类应用最多、进展最快的武器，这些药物具有很强的细胞毒性，可以杀死快速分裂的细胞。1943年，耶鲁大学吉尔曼（Gilman）将氮芥用于治疗淋巴瘤取得了短暂的疗效；1948年，法伯（Farber）用抗叶酸剂甲氨蝶呤治疗急性淋巴细胞白血病，揭开了现代癌症化疗的序幕。目前，临床上常用以下化疗药物。

（一）铂类药物

1. 顺铂（DDP） 为铂的金属络合物，作用似烷化剂，主要作用靶点为DNA，作用于DNA链间及链内交链，形成DDP-DNA复合物，干扰DNA复制或与核蛋白及胞浆蛋白结合。适用于卵巢癌、前列腺癌、睾丸癌、肺癌、鼻咽癌、食管癌、恶性淋巴瘤、乳腺癌、头颈部鳞状细胞癌、甲状腺癌及成骨肉瘤等多种实体瘤。主要毒副作用为肾毒性和耳毒性，因此肾功能不全的患者不适合应用，还可见消化道反应（严重的恶心、呕吐）、骨髓抑制等不良反应。

2. 卡铂 为顺铂后一代铂类药物，属于周期非特异性抗癌药。与DDP类似，直接作用于DNA，主要与细胞DNA的链间及链内交联，破坏DNA而抑制肿瘤的生长。适用于卵巢癌、小细胞肺癌、非小细胞肺癌、头颈部鳞状细胞癌、食管癌、精原细胞瘤、膀胱癌、间皮瘤等。相比于顺铂，其消化道反应和肾毒性明显减轻，而骨髓抑制毒性略大，还可见神经毒性、变态反应和黏膜炎等不良反应。

3. 奈达铂 是继顺铂、卡铂后第三代铂类抗肿瘤药物，其主要特点为水溶性较好，毒副作用小。相比前两代药物，奈达铂没有肾毒性和神经毒性。主要的不良反应为骨髓抑制。其抗癌谱广，对头颈部癌、卵巢癌、食管癌、膀胱癌和肺癌等均有活性。

（二）紫杉类药物（表3-3-1）

1. 紫杉醇 为新型抗微管药物，通过促进微管蛋白聚合、抑制解聚，保持微管蛋白稳定，抑制肿瘤细胞有丝分裂。紫杉醇是卵巢癌、乳腺癌和非小细胞肺癌的一线和二线治疗药物；也可用于头颈癌、食管癌，精原细胞瘤、复发非霍奇金淋巴瘤等。

其常见的不良反应为变态反应、骨髓抑制、周围神经毒性、肌肉关节疼痛、胃肠道反应、脱发和肝毒性。由于紫杉醇是由天然植物提取，不溶于水，为保持其稳定性需要使用蓖麻油等辅料，而传统紫杉醇使用的辅料容易导致过敏，严重者可产生过敏性休克，因此为防止过敏需要静脉滴注。患者脱发后再生的头发会比之前更黑、更卷，因为药物影响蛋白的结构，将β-层状结构变为α-螺旋结构。

2. 多西紫杉醇 紫杉醇经结构改造后成为多西紫杉醇，作用机制与紫杉醇相同。与紫杉醇相比，多西紫杉醇水溶性较高，促使微管蛋白聚合力较强，抗瘤活性是紫杉醇的2.5倍、抗瘤谱更广，但多西紫杉醇对血管渗透性强，刺激性大，使用时必须要进行中心静脉置管。适用于局部晚期或转移性乳腺癌及非小细胞肺癌等。

多西紫杉醇常见的不良反应是水钠潴留，而不是变态反应，除此之外还会有骨髓抑制、胃肠道反应、脱发、乏力、黏膜炎、关节痛和肌痛、低血压等不良反应。

3. 白蛋白紫杉醇 开发较晚，采用纳米技术，溶解度更高，不需要辅料，不需要防止过敏和预处理，可提高肿瘤部位药物浓度，疗效更好。白蛋白紫杉醇现已获批用于乳腺癌、非小细胞肺癌、胰腺癌、胃癌等。

笔记

表3-3-1 紫杉醇类药物对比

	紫杉醇	多西紫杉醇	白蛋白紫杉醇
适应证	卵巢癌、乳腺癌、非小细胞肺癌、卡波西肉瘤等	卵巢癌、乳腺癌、非小细胞肺癌等	乳腺癌、非小细胞肺癌、胰腺癌、胃癌等
助溶剂	聚氧乙烯蓖麻油、无水乙醇	卵磷脂、胆固醇	人血白蛋白
溶媒	生理盐水/葡萄糖注射液	5%葡萄糖注射液	生理盐水
用量	175mg/m^2，q3w 80mg/m^2，qw	175mg/m^2，q3w	260mg/m^2，q3w 100～150mg/m^2，qw
用法	持续静脉滴注3小时	持续静脉滴注3小时	静脉滴注30分钟
预处理	地塞米松、苯海拉明、西咪替丁	地塞米松、苯海拉明、西咪替丁	无须预处理

（三）长春瑞滨

长春瑞滨属于长春碱类，是抑制细胞分裂的抗肿瘤药物。可直接作用于微管蛋白，影响微管的动态平衡，可抑制微管蛋白的聚合，并使分裂期微管崩解，仅在高浓度下影响轴突微管，对管蛋白螺旋化的作用低于长春新碱，通过阻断G_2与M期细胞的有丝分裂，导致进入间期或分裂后期的细胞死亡。适用于非小细胞肺癌、转移性乳腺癌以及难治性淋巴瘤、卵巢癌、头颈部肿瘤。主要不良反应为血液学毒性、周围神经毒性（感觉异常）、消化道自主神经毒性（麻痹性肠梗阻）、静脉炎。

（四）吉西他滨

吉西他滨是细胞周期特异性抗代谢类药物，阻止细胞G_1期向S期的进展，影响DNA的合成。适用于非小细胞肺癌、胰腺癌、膀胱癌、乳腺癌及其他实体瘤。主要不良反应为骨髓抑制、胃肠道反应、肾毒性、皮疹和脱发。

（五）培美曲塞

对非鳞状细胞癌和要求不脱发的患者，首选培美曲塞治疗。培美曲塞能够抑制胸苷酸合成酶、二氢叶酸还原酶和甘氨酰胺核苷酸甲酰转移酶的活性，破坏细胞内叶酸依赖性的正常代谢过程，抑制细胞复制，从而抑制肿瘤的生长。主要适用于晚期非鳞非小细胞肺癌、恶性胸膜间皮瘤患者。其主要不良反应是皮疹、骨髓抑制、乏力等，因此需要长期服用叶酸，定期注射维生素B_{12}。

二、化疗模式演变

肺癌是全球第一大癌种，发病率和死亡率一直居高不下。对肺癌治疗药物的研究、治疗方案的探讨、治疗模式的创新均领先于其他肿瘤，故此处以肺癌为例，介绍化疗模式的演变过程。肺癌的化疗模式在不断的研究和探索中发生着漫长的演变，从早期的单药化疗到双药联合化疗再到多药联合化疗，从单纯的强化治疗到强化＋维持治疗，肺癌的治疗理念发生了阶段性改变。肺癌的治疗模式更加强调人群的精细筛选、药物的安全组合、毒副作用的有效控制。传统化疗模式在时代的裹挟下向着“个体化”“精准化”迈进。

按照组织类型，肺癌分为NSCLC和SCLC。SCLC细胞在显微镜下具有细胞体积小且胞核几乎占据全部细胞空间的特点。在所有肺癌中，NSCLC占85%，SCLC仅占15%；NSCLC中腺癌约占60%，鳞状细胞癌约占40%。SCLC由于其自身特点限制，其药物治疗方案多年来始终没有实质性突破，因此此处主要介绍NSCLC的化疗模式演进，从铂类单药、非铂类单药到含铂双药，再到新型化疗药物以及化疗联合抗血管生成药物，进而进行维持治疗的系列模式。

（一）铂类单药

1988—1999年，人们对化疗对于NSCLC晚期患者生存是否有获益存在争议，甚至认为化疗不如最佳支持治疗，直到铂类药物的出现。与烷化剂、长春生物碱等化疗药物相比，铂类单药治疗模式更能使患者生存获益，延长平均生存期，增加一年生存率（表3-3-2）。

表3-3-2　NSCLC化疗与支持治疗的疗效对比

药物	中位生存期增加时间（月）	一年生存率增加百分比（%）
烷化剂	−1.0	−4
长春生物碱	0.5	4
顺铂	1.5	10

注：该表以支持治疗为基准，中位生存期增加时间（月）中的“−1.0”代表相对支持治疗时间缩短1个月。

（二）非铂类单药

1990年后，出现数个化疗新药，如紫杉醇、多西他赛、吉西他滨、伊立替康、长春瑞滨等，应用上述新的非铂类单药治疗NSCLC与最佳支持治疗15%～20%的一年生存率相比，可提高到25%～30%（表3-3-3）。

表3-3-3　非铂类单药治疗NSCLC与最佳支持治疗的疗效对比

研究名称	治疗方案	中位生存期（月）	一年生存率（%）
ELVIS研究[1]	长春瑞滨＋最佳支持治疗	7	32
	最佳支持治疗	5.3	14
NCT00004887研究	紫杉醇＋最佳支持治疗	6.8	41
	最佳支持治疗	4.8	39
TAX317研究[2]	多西他赛＋最佳支持治疗	6	25
	最佳支持治疗	5.7	16
安德森等发起的研究[3]	吉西他滨＋最佳支持治疗	5.7	25
	最佳支持治疗	5.9	22

注：【1】意大利的一项研究；【2】泰素帝（Taxotere，TAX）；【3】一项由英国研究者发起的临床研究。

笔记

（三）含铂双药

铂类单药和非铂类单药的头对头临床研究提示，使用非铂类单药的总生存期（overall survival，OS）并不优于铂类单药，因此开始考虑是否可以两者联合应用。以经典的ECOG1594为代表的一批研究证实，铂类单药和非铂类单药联合应用可将NSLCL一年生存率提高到30%～40%，OS也从之前单药的5～6个月提高到7～8个月，而且ECOG1594研究提示，4种含铂双药化疗之间没有本质差别（表3-3-4）。

表3-3-4　含铂双药治疗NSCLC疗效对比

研究	治疗方案	中位生存期（月）	一年生存率（%）
ECOG1594[1]	紫杉醇＋顺铂	7.8	31
	吉西他滨＋顺铂	8.1	36
	多西紫杉醇＋顺铂	7.4	31
	紫杉醇＋卡铂	8.1	34
EORTC[2]	紫杉醇＋顺铂	8.1	35
	吉西他滨＋顺铂	8.8	31
	吉西他滨＋紫杉醇	6.9	26
ILCP[3]	长春瑞滨＋顺铂	9.5	37
	吉西他滨＋顺铂	9.8	37
	紫杉醇＋卡铂	9.9	43
SWOG9509[4]	紫杉醇＋卡铂	8.0	38
	长春瑞滨＋顺铂	8.0	36
TAX-326[5]	长春瑞滨＋顺铂	10.1	41
	多西紫杉醇＋顺铂	11.3	46
	多西紫杉醇＋卡铂	9.4	38
总体	—	8～10	30～40

注：【1】东部肿瘤协作组（Eastern Cooperative Oncology Group，ECOG）；【2】欧洲癌症治疗研究组（European Organization for Research and Treatment of Cancer，EORIC）研究；【3】意大利肺癌项目（Italian Lung Cancer Project，ILCP）；【4】西南肿瘤组（South West Oncology Group，SWOG）；【5】泰素帝（Taxotere，TAX）。

虽然含铂双药治疗NSCLC的疗效较单药有所提高，但肿瘤客观缓解率（objective response rate，ORR）为20%～30%，OS也未突破一年，治疗效果仍然较差。化疗难以突破瓶颈的原因主要有以下几点：①缺乏更加精细的人群筛选。②化疗药物的安全性与耐受性有待提高，一线治疗进展后需要有良好的体力状态接受后续治疗。③双药联合难以长期持续。④药物剂型的改善尚待加强。⑤与其他治疗方式的联合尚待突破。

（四）培美曲塞联合用药

为解决上述问题，培美曲塞应运而生。培美曲塞联合顺铂一线对照吉西他滨联合顺铂治疗晚期NSCLC的Ⅲ期研究（JMDB研究）确立了培美曲塞的一线化疗地位。该研究确定了依据组织学进行分类指导不同的化疗药物，主要因为胸苷酸合成酶（thymidylate synthase，TS）在鳞状细胞癌表达高，而培美曲塞主要作用于限速酶TS，所以对鳞状细胞癌的效果不好（表3-3-5）。

表3-3-5 培美曲塞联合顺铂治疗NSCLC腺癌的效果对照

	总体人群		肺腺癌	
	中位生存期（月）	疾病无进展生存期（月）	中位生存期（月）	疾病无进展生存期（月）
培美曲塞＋顺铂	10.3	4.8	11.8	5.3
吉西他滨＋顺铂	10.3	5.1	10.4	4.7

（五）抗血管生成药物（贝伐珠单抗）联合化疗

对非鳞非小细胞肺癌患者进行的研究——ECOG4599具有里程碑式的意义，第一次将OS延长到一年以上（表3-3-6）。

表3-3-6 贝伐珠单抗联合化疗治疗NSCLC的效果对照

	中位生存期（月）	疾病无进展生存期（月）
培美曲塞＋卡铂	10.3	4.5
贝伐珠单抗＋培美曲塞＋卡铂	12.3	6.2

中国人群的桥接研究BEYOND也得出同样的结果。或许是因为中国人群*EGFR*突变比例比较高，BEYOND研究并未区分*EGFR*突变的患者。该研究显示，NSCLC的OS高达2年，疾病无进展生存期（progression-free survival，PFS）也从6.5个月提高到9.2个月，有效率从26%提高到54%（注：BEYOND研究为晚期非鳞非小细胞肺癌一线紫杉醇和卡铂联合或不联合贝伐珠单抗进行对比的Ⅲ期研究）。

（六）维持治疗

JMEN研究首次证实培美曲塞对比安慰剂维持可延长PFS、OS，因此培美曲塞在非鳞状细胞癌维持治疗的地位得以确立；但肺鳞状细胞癌尚无类似的研究，因此肺鳞状细胞癌尚未采用维持治疗。目前免疫治疗也被引入维持治疗中，现有维持治疗方案如下：非鳞状细胞癌使用免疫加培美曲塞维持治疗，而鳞状细胞癌仅使用免疫治疗维持（注：JMEN研究为培美曲塞联合最佳支持治疗对照安慰剂联合最佳支持治疗针对晚期非鳞非小细胞肺癌进

笔记

行维持治疗的Ⅲ期临床研究）。

AVAPERL等一系列研究先后探索了多种维持治疗模式，如换药维持、同药维持、单药维持、双药维持等，最终培美曲塞联合贝伐珠单抗维持治疗逐渐取代既往单药维持模式，PFS明显获益而OS延长，遗憾的是没有取得统计学获益。因此联合维持治疗在指南中的证据是2A级，而单药维持的证据是1A级（注：AVAPERL研究为晚期非鳞非小细胞肺癌一线诱导化疗后贝伐珠单抗联合或不联合培美曲塞进行维持治疗对比的Ⅲ期临床研究）。

三、围手术期化疗

目前，手术治疗仍是根治肿瘤的唯一有效手段，因此经新辅助和转化治疗后再手术的理念对于肿瘤的精准治疗非常重要。辅助、新辅助和转化治疗跨越内外科界限，使肿瘤患者获得最大收益，也预示着肿瘤治疗精准化、多学科的未来走向。

（一）辅助化疗

辅助化疗，是指用于手术或者放疗之后的化疗方式，主要目的是清除体内可能存在的残余肿瘤细胞，以期达到延缓复发、延长生存的目的。

辅助化疗全球指南的基石是LACE研究，它包含五项大型术后辅助研究，纳入数千名患者，证明术后化疗对NSCLC的5年OS改善率在5%左右。其中ⅠB期（高危因素：肿瘤＞4cm、分化程度差、侵犯血管、肺楔形切除后、脏层胸膜受累、淋巴结状态未知）到ⅢA期患者推荐术后辅助化疗。ⅠA期到ⅠB期（无高危因素）不推荐术后辅助化疗［注：LACE（Lung Adjuvant Cisplatin Evaluation）研究，是多项含顺铂辅助化疗的荟萃分析］。

根据IMPOWER010研究，Ⅱ～ⅢA期程序性死亡蛋白配体-1（programmed cell death-Lig and 1，PD-L1）大于1%的患者辅助化疗后推荐免疫治疗应用1年（注：IMPOWER010研究为ⅠB～ⅢA期非小细胞肺癌手术完全切除和辅助化疗后使用阿替利珠单抗维持治疗对比最佳支持治疗维持治疗的Ⅲ期临床研究）。

（二）新辅助化疗

新辅助化疗主要用于初始可手术治疗的早期患者，术前化疗达到降期、肿瘤缩小以缩小手术范围，进而降低术后并发症、改善预后。

新辅助治疗Ⅰ、Ⅱ期研究较多，均显示了良好的疗效和安全性，其中免疫单药研究包括CHECKMATE159、LCMC3、NEOSTAR等。CHECKMATE159研究报道，完全病理缓解率（pathological complete response，pCR）只有15%，主要病理缓解率（major pathological response，MPR）为12%～45%；而免疫联合化疗研究，如NADIM、SAKK16/14、AAAQ3153等，pCR能达到18%～71%，MRP达46%～85%，较免疫单药明显提高；双免疫联合疗法的效果与化疗联合免疫治疗效果相当（表3-3-7）。最大的Ⅲ期研究CHECKMATE816探索的新辅助治疗模式，无论是pCR还是MPR均优于化疗，由于尚未证实OS可获得改善，目前尚未能据此改写指南（注：CHECKMATE159研究，可切除的Ⅰ～ⅢA期非小细胞肺癌应用纳武利尤单抗进行新辅助治疗的Ⅱ期研究；LCMC3研究，可切除的ⅠB～ⅢA期非小细胞肺癌应用阿替利珠单抗进行新辅助治疗的Ⅱ期研究；NEOSTAR研究，可切除的Ⅰ～ⅢA

期非小细胞肺癌应用纳武利尤单抗联合或不联合伊匹木单抗进行新辅助治疗的Ⅱ期研究；NADIM研究，可切除的ⅢA期非小细胞肺癌应用纳武利尤单抗进行新辅助治疗的Ⅱ期研究；SAKK16/14研究，可切除的ⅢA期非小细胞肺癌应用化疗序贯德瓦鲁单抗进行新辅助治疗的Ⅱ期研究；AAAQ3153研究，可切除的ⅠB～ⅢA期非小细胞肺癌应用阿替利珠单抗联合化疗进行新辅助治疗的Ⅱ期研究；CHECKMATE816研究，可切除的ⅠB～ⅢA期非小细胞肺癌应用纳武利尤单抗联合化疗对比单纯化疗进行新辅助治疗的Ⅲ期研究。

表3-3-7　免疫单药、免疫联合化疗及免疫双药不同研究的效果对照

治疗方案	研究	人群分期	例数	结果
免疫单药	CheckMate 159，Ⅱ期	Ⅰ～ⅢA	22	MPR：12%～45% pCR：7%～15%
	LCMC3，Ⅱ期	ⅠB～ⅢA	101	
	NEOSTAR（A），Ⅱ期	Ⅰ～ⅢA	23	
	IONESCO，Ⅱ期[1]	ⅠB～ⅢA	46	
	PRINCEPS，Ⅱ期[2]	Ⅰ～ⅢA	30	
免疫+化疗	NADIM，Ⅱ期	ⅢA	46	MPR：46%～85% pCR：18%～71%
	SAKK 16/14，Ⅱ期	ⅢA	67	
	AAAQ3153，Ⅱ期	ⅠB～ⅢA	30	
免疫双药	NEOSTAR（B），Ⅱ期	Ⅰ～ⅢA	21	MPR：44% pCR：38%

注:【1】IONESCO，可切除的ⅠB～ⅢA期非小细胞肺癌应用德瓦鲁单抗进行新辅助治疗的Ⅱ期研究；【2】PRINCEPS，可切除的ⅠB～ⅢA期非小细胞肺癌应用阿替利珠单抗进行新辅助治疗的Ⅱ期研究。

（三）转化治疗

不同于新辅助治疗，虽然转化治疗也是在术前进行，但无法预测结局。转化治疗主要针对初始不可切除的局部晚期肺癌（没有远处转移和肺内转移）患者，通过降期、缩小肿瘤体积和淋巴结侵犯范围，以达到根治性治疗的目的。目前有很多转化治疗的个案已按照新辅助治疗联合治疗的模式进行，虽然存在获益，但还缺乏大型的临床研究证实，有待于进一步探索。

参考文献

［1］傅方求，马相宜，张扬，等. 磨玻璃结节型肺癌患者的个体化全程管理策略［J］. 中国胸心血管外科临床杂志，2022，29（1）：10.

［2］李晔雄. 肿瘤放射治疗学［M］. 5版. 北京：中国协和医科大学出版社. 2018.

［3］李帅，陈瑞玲. 肺癌一线化疗药物不良反应及药学监护［J］. 药品评价，2017，14（24）：26-29.

［4］Suzuki K，Saji H，Aokage K，et al. Comparison of pulmonary segmentectomy and lobectomy：safety results of a randomized trial［J］. The Journal of Thoracic and Cardiovascular Surgery，2019，158（3）：895-907.

［5］Suzuki K，Watanabe S I，Wakabayashi M，et al. A Single-arm Study of Sublobar Resection for Ground Glass Opacity Dominant Peripheral Lung Cancer［J］. Journal of Thoracic and Cardiovascular Surgery，

笔记

2020 (Suppl 3).
[6] Weiping, Wang, Fuquan, et al. Image-guided, intensity-modulated radiation therapy in definitive radiotherapy for 1433 patients with cervical cancer [J]. Gynecologic Oncology, 2018, 151 (3): 444-448.
[7] Noonan K L, Ho C, Laskin J, et al. The Influence of the Evolution of First-Line Chemotherapy on Steadily Improving Survival in Advanced Non-Small-Cell Lung Cancer Clinical Trials [J]. Journal of Thoracic Oncology, 2015, 10 (11): 1523-1531.

第四章　新兴精准治疗

第一节　肿瘤靶向治疗

靶向治疗是在细胞分子水平上，针对已经明确的致癌位点的治疗方式。药物进入体内会特异性地选择与致癌位点相结合而发生作用，使肿瘤细胞特异性死亡，而不会波及肿瘤周围的正常组织细胞，所以分子靶向治疗又被称为“生物导弹”。靶向治疗作为肿瘤精准治疗的支柱，自20世纪90年代诞生起就深刻改变了肿瘤内科治疗的理念，并在短期内得到飞跃式发展。靶向药物在临床的应用为众多肿瘤患者带来了福音。肺癌由于患者人群庞大、发病机制复杂、致病基因众多，成为靶向药物研究的热点。肺癌靶向药物研究起步早、进展快，已有众多药物被批准用于临床，改写了肺癌临床治疗指南。

一、靶向治疗的原理

DNA是通过RNA翻译成蛋白质的，当DNA发生突变的时候，将导致RNA以及翻译的蛋白功能紊乱，细胞生长不受调控甚至抗凋亡，进而衍生出“不死”的癌细胞。通过不断地增殖、克隆，逐渐发展为癌前病变、没有侵袭性的原位癌以及具有侵袭性的浸润性癌。这个过程可长达数年或数十年。

1. 基因变异类型　包括：单核苷酸变异（single nucleotide variation，SNV）、插入缺失（indel, insert/delete）等，各种变异和检测方法原理详见“第二章第一节分子病理检测”。

2. 驱动基因和乘客基因　驱动基因（driver mutation）是癌症发生、发展中的“领导者”，在癌症的发生、发展中起主要推动作用；乘客基因（passenger mutation）主要起到协同作用，更像是从犯，其突变不会直接导致癌症。

二、常见靶向药物研究及临床应用

靶向药物主要针对突变、融合、扩增等驱动基因进行干预，应用靶向药物副作用较传统化疗药物小，而生存期会明显延长。目前，与靶向治疗相关的基因变异研究如下。

（一）*EGFR*基因及其靶向药物

1. 表皮生长因子受体（epidermal growth factor receptor，*EGFR*）基因及其突变

（1）*EGFR*基因：*EGFR*是广泛分布于人体各组织细胞膜上的多功能糖蛋白，正常细胞和肿瘤细胞均有表达，*EGFR*合成受*EGFR*基因调控。*EGFR*基因位于人类7号染色体短臂7p12～14区，长度192 000bp（碱基对），由28个外显子组成。*EGFR*重要的酪氨酸激酶结

笔记

笔记

构域由18～24号外显子编码，最常见的*EGFR*基因突变位点主要位于18～21号外显子。

（2）*EGFR*突变：突变的*EGFR*无须与对应的配体结合，其酪氨酸激酶结构域自动激活下游通路。持续活化的通路将向肿瘤细胞内传递生长、增殖和抗凋亡信号，使得细胞生长无法抑制，肿瘤细胞增殖、转移等特性得以增强，最终促使肿瘤的发生与进展。

根据出现频率分为常见突变和少见突变，常见突变称为经典突变，少见突变称为非经典突变。根据对靶向药物的反应又分为敏感突变和耐药突变。经典突变主要*EGFR* 19号外显子缺失与21号外显子L858R点突变，经典突变均为敏感突变。非经典突变包含敏感突变和耐药突变。

2. *EGFR*基因靶向药物 表皮生长因子受体酪氨酸激酶抑制剂（epidermal growth factor receptor-tyrosine kinase inhibitor，EGFR-TKI）通过抑制胞内酪氨酸激酶的激活阻碍下游信号传递。小分子抑制剂通过与ATP竞争性结合目标，阻断酪氨酸激酶与ATP结合，从而阻断信号向下游通路传递，对肿瘤细胞产生抑制，从而发挥其药理作用。EGFR-TKI对突变型的亲和力要大于野生型（非突变型）的，所以EGFR-TKI对正常细胞影响小，对肿瘤细胞影响大。

3. EGFR-TKI药物 针对结合位点不同、结合能力强弱分为一代、二代和三代药物。一代药物是突变型 EGFR 酪氨酸激酶的可逆性抑制剂，二代药物是不可逆性抑制剂，三代药物透过血脑屏障能力极强。一代、二代药物耐药后最常出现20号外显子T790M突变，而三代药物主要针对T790M研发，同时还对经典突变有效。

（1）一代TKI药物：确立标准治疗地位；脑转移预防效果差。

（2）二代TKI药物：共价不可逆结合，其疗效优于一代TKI药物，对一些罕见突变疗效甚至优于三代TKI药物，但依然没有解决T790M耐药和脑转移位点的问题；缺点是副作用大，用夹缝中求生存来形容比较形象。

（3）三代TKI药物：为解决一、二代耐药的T790M突变而研发，脑内浓度高是优势，且对敏感突变也一样有效，副作用小。为目前各大指南首选药物。耐药谱是MET扩增和C797S突变，也与一代TKI不同。

4. EGFR-TKI的探索历程 EGFR-TKI的开发历经了60年，是治疗肺癌的第一个靶向药物。一代EGFR-TKI吉非替尼问世之初进行了多项Ⅱ～Ⅲ期临床研究，初步探索其安全性和疗效。由于纳入人群未加筛选，总体疗效并不稳定，不得不退出北美市场。事后亚组分析发现不吸烟和亚裔人群疗效明显优于化疗，所以后续研究纳入的人群越来越精准。

5. 经典研究

（1）易瑞沙泛亚洲研究（Iressa Pan-Asia Study，IPASS）研究：一线治疗只在亚洲各国开展，入组标准是腺癌、非吸烟或少吸烟的患者，事后分析具有上述特征的患者*EGFR*突变率比较高。吉非替尼是试验组，紫杉醇联合卡铂是对照组，不难发现，对照组是既往ECOG1594研究中总生存（overall survival，OS）最差的一组化疗药物。现在驱动基因靶向药物的研究进行得底气十足，当时却如履薄冰，毕竟研究者并不确定研究能否成功，因此"柿子选软的捏"也情有可原。而且研究的终点第一次采纳无进展生存期（progression-free survival，PFS）而不是OS，也担心后续的药物对OS产生影响，种种迹象都表明研究者希望得到阳性结果。

生存曲线显示，初始化疗组优于吉非替尼，之后化疗的远期毒性开始显现，吉非替尼超越了化疗。对于客观有效率（objective response rate，ORR）来说，*EGFR*突变阳性的患者，试验组和对照组分别是71% 和45%，*EGFR*突变阴性的患者，试验组和对照组分别是27%

和1%，这说明靶向药物必须要进行基因检测且阳性才适合应用，盲服甚至还不如化疗。而且吉非替尼中位起效的时间只有8天，生活质量也大大提高。

至此，靶向药物已经完胜化疗药物，IPASS研究如其名“我通过”，具有划时代和里程碑式的意义。无独有偶，后续短时间内日本、欧洲国家、中国先后开展十几项类似研究，都达到了主要研究终点。因此，自2009年开始，肺癌就不再以病理类型进行分类指导治疗，而是根据分子病理分为突变型和野生型，类似中医学定义的同病异治。亚洲人*EGFR*突变达48%，而欧美人只有16%，因此亚洲成为这个神奇的“小药片”的主要战场。

（2）FLAURA研究　FLAURA研究是三代TKI药物一线治疗经典研究，试验组是奥希替尼，对照组是吉非替尼或厄洛替尼，主要研究终点是PFS。总体的PFS是18.9个月 *vs* 10.2个月，OS达到38个月 *vs* 31个月。这是第一次靶向药物在OS获得统计学差异，既往一代TKI药物的研究，由于试验组和对照组后续互相交叉比例很高，因此OS从未有差异（注：FLAURA研究是一项评估奥希替尼对比吉非替尼或厄洛替尼用于初治*EGFR*敏感突变NSCLC一线治疗的随机、双盲、国际多中心的Ⅲ期临床研究）。

（二）*ALK*基因变异

1. *ALK*基因变异类型　可分为*ALK*扩增、*ALK*点突变和*ALK*基因融合，不同类型肿瘤存在不同的变异。①点突变：如同现在网络用语“打鸡血”，正常情况下，下游通路是不激活的，当该突变激酶结构域活化后，对下游通路产生驱动效应：细胞增殖、侵袭、迁徙、抗凋亡能力增强，不停歇地驱动效应如同上述比喻。②扩增：通过以量取胜，同一染色体上同一种基因拷贝数增多（真性扩增），造成的驱动效应比点突变弱。③基因融合：就像是A基因片段跨过了B基因片段直接与C基因片段结合，使本被B基因片段抑制的C基因片段受到了A基因片段的激活，发挥驱动效应，比喻为“搭便车”。融合是*ALK*最常见的变异。

2. *ALK*基因变异患者的特点　*ALK*基因突变患者年轻、从不吸烟或既往吸烟，组织学类型为腺癌，几乎不合并*EGFR*或*K-ras*基因突变，脑部转移比例高。在晚期非小细胞肺癌（non-small cell lung cancer，NSCLC）患者中，*ALK*基因变异的发生率约为5%；在从不吸烟或既往吸烟者、年轻患者中，*ALK*（＋）NSCLC的发生率较高，*ALK*（＋）NSCLC患者常发生脑转移，预后差，多数*ALK*抑制剂对于脑转移控制欠佳。

3. *ALK*抑制剂的发展　克唑替尼是第一代*ALK*抑制剂（克唑替尼），同时对ROS1/MET位点也有抑制作用，但透过血脑屏障的能力较差，其一线标准治疗的患者无进展生存期（progression-free survival，PFS）只有11个月；第二代*ALK*抑制剂（色瑞替尼、阿来替尼）、第三代*ALK*抑制剂（劳拉替尼，目前未在国内上市）透过血脑屏障的能力较强，主要应用于一线治疗，也可用于治疗克唑替尼治疗失败的患者。常用*ALK*抑制剂Ⅲ期临床研究和适应证批准日期见表4-1-1。

表4-1-1　常用*ALK*抑制剂Ⅲ期临床研究和适应证批准日期

药物名称	Ⅲ期临床研究	中国食品药品监督管理局适应证批准日期
克唑替尼	PROFILE1014[1]、1029[2]克唑替尼优于化疗	2013年1月(全线)
色瑞替尼	ASCEND4[3]色瑞替尼优于化疗	2018年6月(克唑替尼之后)

笔记

续 表

药物名称	Ⅲ期临床研究	中国食品药品监督管理局适应证批准日期
阿来替尼	ALEX[4]、J-ALEX[5]阿来替尼优于克唑替尼	2018年8月(全线)

注:【1】PROFILE1014研究：克唑替尼与培美曲赛联合铂类国际一线化疗方案治疗非鳞非小细胞肺癌患者的双盲随机对照多中心Ⅲ期研究;【2】PROFILE1029：克唑替尼对比培美曲塞-顺铂/卡铂一线治疗东亚人群ALK阳性晚期非鳞非小细胞肺癌患者的多中心Ⅲ期临床研究;【3】ASCEND 4研究：塞瑞替尼对比化疗一线治疗局晚或晚期ALK重排NSCLC患者的随机对照、开放标签、全球多中心Ⅲ期研究;【4】ALEX：阿来替尼对比克唑替尼一线治疗晚期ALK阳性NSCLC患者中的Ⅲ期随机、开放性、多中心研究;【5】J-ALEX：阿来替尼对比克唑替尼一线治疗晚期ALK阳性日本NSCLC患者中的Ⅲ期随机、开放性、多中心研究。

4. *ALK*抑制剂的经典研究——ALEX研究 该研究显示，阿来替尼一线治疗的PFS是34.8个月，肿瘤客观缓解率（objective response rate，ORR）达82.9%，平均肿瘤缓解程度更明显。使用阿来替尼治疗者，肿瘤的颅内进展时间明显长于克唑替尼，显著降低颅内进展风险达84%。阿来替尼的3～5级（中重度）不良事件发生率更低，主要不良反应包括恶心、呕吐、视力受损及转氨酶升高等。目前为美国国立综合癌症网络（National Comprehensive Cancer Network，NCCN）优选。

（三）其他少见驱动基因

1. *ROS*1基因重排 *ROS*1基因可以编码一种酪氨酸激酶受体，多种实体肿瘤均发现*ROS*1基因重排。在非小细胞肺癌（NSCLC）中，6号染色体上的*ROS*1基因会发生染色体内或染色体间基因重排，导致增殖和抗凋亡信号通路等激活。在NSCLC患者中，*ROS*1基因重排发生率为1%～2%，CD74-*ROS*1是NSCLC中最常见的*ROS*1基因重排类型。

目前，临床上用于*ROS*1基因重排的靶向治疗药物主要有克唑替尼、恩曲替尼、色瑞替尼和劳拉替尼等。其中，克唑替尼是第一个获批用于*ROS*1基因重排的靶向治疗药物，但其颅内疗效有限。基于ALKA-372-001、S7ANRK-Tand sARTkK-2研究结果，美国食品药品监督管理局（Food and Drug Administration，FDA）推荐恩曲替尼（Entrectinib）用于*ROS*1（+）的脑转移患者治疗。无论一线或二线治疗，均肯定了恩曲替尼的地位。其他推荐用药还有一线的色瑞替尼和二线的劳拉替尼［注：ALKA-372-001，在携带分子改变（包括*NTRK*1/2/3或*ROS*1）的晚期/转移性实体瘤成人患者中进行的剂量递增、首次人体、多中心、开放性、Ⅰ期研究；STARTRK-1，在携带分子改变（包括*NTRK*1/2/3或*ROS*1）的实体瘤成人患者中进行的多中心、开放性、剂量递增Ⅰ期研究；STARTRK-2，在携带基因融合（包括*NTRK*1/2/3或*ROS*1）的晚期/转移性实体瘤成人患者中开展的、全球、开放性、关键Ⅱ期篮子研究。］

2. *BRAF*突变 BRAF是丝氨酸-苏氨酸蛋白激酶的RAF蛋白家族中的3个亚型之一，在丝裂原活化蛋白激酶（mitogen-activated protein kinase，MAPK）和RAS-RAF-MEK-ERK信号通路中位于KRAS下游，RAF激活后活化MEK、ERK，使核内转录因子磷酸化以调控细胞的生长、增殖及凋亡；*BRAF*突变主要集中在第11号和第15号外显子，约50%发生于第15号外显子*V600E*突变，其他可能有意义的突变包括*L956V*、*G468A*等；*BRAF*基因突变率在肺癌中占1%～5%，女性多见、肺腺癌多见，与吸烟史无必然关联；不同类型突变治疗效果差异较大。

笔记

（1）单靶单药治疗：针对NSCLC的*BRAF V600E*突变，单药治疗疗效非常有限，维莫非尼单药总体ORR为37.1%，平均PFS为6.5个月，平均OS为15.4个月。

（2）双靶联合治疗：曲美替尼是可逆的、高选择性MEK1和MEK2激酶活性的变构抑制剂，达拉非尼与曲美替尼联合可更全面抑制MAPK的上下游通路。两项关键研究奠定了达拉非尼联合曲美替尼在治疗有*BRAF V600E*突变黑色素瘤中的地位。因此，NSCLC免疫治疗也应放在双靶联合之后。

*BRAF*抑制剂的耐药机制常见于：通过MAPK通路激活更下游ERK位点；旁路激活途径；其他未知机制。

（3）新药大分子化合物研发：对*BRAF*突变体单体和同型二聚体均有效的大分子化合物——TK632、TAK580、LY3009120、CCT3833等；抑制*BRAF*突变细胞，但不激活*BRAF*野生型细胞的大分子化合物——PLX7904、PLX8394、泛RAF抑制剂等；选择性ERK1/2抑制剂——CC-90003、BVD-523、GDC-0094、MK-8353等。

3. *MET*基因变异

（1）*MET*基因变异的主要类型：主要有以下3种类型。①*MET*跳跃突变：*MET* 第14号外显子跳跃突变（跳读突变）引起的基因改变，在中国发生率约为1%，美国为3%～4%，与肿瘤不良预后有关，对化疗、放疗、免疫治疗天然抵抗：一线化疗中位OS仅6.7个月，免疫治疗等中位PFS仅1～2个月。②*MET*扩增：对EGFR-TKI耐药后最常见的改变。③*MET*蛋白过表达。其中，*MET*第14号外显子跳跃突变同*EGFR*突变一样具有强驱动能力，而*MET*扩增的驱动能力由基因拷贝数（gene copy number，GCN）水平决定。*MET*基因变异可发生在多种肿瘤中，包括肺癌、乳腺癌、结肠癌和胃癌等。

（2）*MET* 跳跃突变靶向药物：见表4-1-2。

表4-1-2 *MET* 跳跃突变靶向药物

	克唑替尼	卡马替尼			特泊替尼	赛沃替尼	
	二线及后线治疗	一线治疗	二线及后线治疗	二线治疗	一线及后线治疗	一线治疗	二线及后线治疗
样本量	69	28	69	31	99	24	37
ORR（%）	32	67.9	40.6	48.4	46.5	54.2	46
DCR（%）	—	96.4	78.3	90.3	65.7	95.8	91.9
PFS（月）	7.3	9.69	5.42	8.11	8.5	5.6	13.8
OS（月）	—	—	—	—	17.1	—	—

注：肿瘤客观缓解率（objective response rate，ORR）；疾病控制率（Disease Control Rate，DCR）；疾病无进展生存期（progression-free survival，PFS）；总生存期（Overall Survival，OS）。

4. *RET*基因变异 在实体肿瘤中，*RET*基因变异主要存在以下2种形式。①*RET*融合：融合类型KIF5B-*RET*、CCDC6-*RET*及NCOA4-*RET*，以非小细胞肺癌多见。②*RET*突变：最常见的是M918T，以甲状腺癌多见，主要治疗药物为普拉西提尼。针对该药的ARROW研究显示，其有效率达到70%，且一线或二线治疗其有效率都能达到60%～70%。

5. *HER2*基因变异 HER2是人表皮生长因子受体家族成员之一，其下游通路主要有：MAPK通路、mTOR通路等。在NSCLC中，*HER2*变异比例约4.43%，最常见的变异依次为*HER2*第20号外显子插入（35%）、*HER2*扩增、*HER2*突变（4%）。

笔记

NCCN指南推荐HER2治疗的药物为TDM-1与DS-8201。TDM-1是首个治疗*HER2*基因变异的抗体耦联药物，有效率为44%，且突变多为20号外显子插入。DS-8201是另一种抗体-药物耦合物，有效率达72.7%，且疗效持久，安全性好。

三、靶向治疗耐药

（一）分类

靶向治疗药物服药后期都会出现耐药，耐药机制可根据发生位点或涉及通路分为以下几类。

1. 在靶（on target） 如ALK酪氨酸激酶结构域发生继发性耐药突变。EGFR一、二代药物继发性耐药的*T790M*突变和三代药物继发性耐药的*C797S*突变。

2. 脱靶（off-target） 其他通路发生激活使肿瘤细胞不断生长从而形成耐药，常见的有*MET*扩增、*RAS*突变等。其中使用第一、二代EGFR-TKI治疗时10%的人群和第三代EGFR-TKI治疗时25%的人群中出现的MET扩增。

3. 其他 组织学转化，如非小细胞肺癌转化成小细胞肺癌等。

（二）进展模式

进展模式分为3种，第一种是缓慢进展，病变增大缓慢且没有症状；第二种是局部进展，新发病灶最多不超过3个，称之为寡转移；第三种是快速进展，增长速度快同时伴有相应的症状。

（三）内在原因

肿瘤异质性及分支进化、染色体外DNA导致肿瘤内部的异质性和分支进化、肿瘤微环境等因素，均可能与靶向耐药相关。

（四）潜在策略

针对不同进展模式治疗策略是不一样的：对于缓慢进展，可以继续服用原药，密切监测即可；对于局部进展，可以对寡病灶进行局部治疗包括放疗或消融；对于快速进展，鼓励二次穿刺活检，若有新发不同的靶点给予不同的靶向治疗，而没有新发靶点或无法获得药物时，考虑与抗血管生成治疗、化疗和其他靶向药物等方案联合治疗，以及新型的可用于消除肿瘤干细胞的药物，有希望能够克服靶向药物耐药的问题。

笔记

第二节　肿瘤免疫治疗

免疫治疗依赖于人体自身的免疫系统，有其他治疗无法比拟的优越性，能够实现细胞层面的精准杀伤，保证最小范围的机体损伤，并且利用免疫系统精准识别的特性进行免疫细胞个性化改造和化疗药物的定向运输。免疫检查点抑制剂（immune checkpoint inhibitors，ICI）和嵌合抗体受体T细胞（chimeric antigen receptor T-cell，CAR-T）技术已在临床应用，为众多肿瘤患者带来福音，免疫治疗成为21世纪肿瘤精准治疗的中流砥柱。

一、肿瘤免疫治疗的历史

根据公元前1550年的埃伯斯纸草书记载，生活在公元前2600年左右的古埃及医生伊姆霍托普将肿瘤切开后敷上膏药，引发感染而观察到肿瘤自发消退的情况。到了18、19世纪，活动性感染调动机体免疫系统产生肿瘤自发消退的现象。1891年，威廉·科利发现颈部肉瘤复发者术后高热导致肿瘤体积逐渐缩小并最终完全消失。随后，他发明了含有2种细菌的疫苗，称为“科利毒素”。这种刺激机体免疫系统的疗法使得部分患者延长生命，但有时却有致命的不良反应。由于放化疗技术的使用，“科利毒素”逐渐退出了历史舞台。但它启发了肿瘤免疫治疗的灵感。

伯内特和托马斯于1957年提出免疫监视学说，认为机体免疫系统通过细胞免疫机制能识别并特异地杀伤突变细胞，使突变细胞在未形成肿瘤之前即被清除，从而维持机体的稳态。1967年，雅克·米勒证明了T细胞的存在及其在人体免疫系统中的重要作用。此后，多种免疫细胞及细胞因子的活动及功能逐渐被揭示。1976年，加拿大泌尿外科医生阿尔瓦罗·莫拉莱斯根据卡介苗（Bacillus Calmette-Guerin，BCG）能够诱发宿主迟发性变态反应的特性，设计了BCG膀胱灌注治疗浅表性膀胱癌的临床研究，显著减少了肿瘤的复发概率。美国食品药品监督管理局（Food and Drug Administration，FDA）于1990年批准BCG用于浅表性膀胱癌的治疗，并在1992年批准白介素-2（interleukin-2，IL-2）用于转移性肾癌的治疗，开创了恶性肿瘤现代免疫治疗的先河。

近年来，针对免疫检查点的研究方兴未艾，首个细胞毒性T淋巴细胞相关抗原-4（cytotoxic T lymphocyte-associated antigen-4，CTLA-4）抑制剂——伊匹木单抗，以及首个程序性死亡蛋白-1（programmed death-1，PD-1）抑制剂——纳武利尤单抗，分别于2011年及2014年获得了美国FDA批准用于治疗恶性黑色素瘤。截至目前，免疫检查点抑制剂的适应证已拓展至多个恶性实体肿瘤。2018年，诺贝尔生理学或医学奖被授予2位免疫学家：美国的詹姆斯·艾利森与日本的庶佑，以表彰他们在负性免疫调节治疗癌症疗法方面的贡献。可以说，恶性肿瘤的免疫治疗经历了很长的历史演变过程。

笔记

二、肿瘤免疫治疗的基础

(一)机体免疫系统

机体要对肿瘤产生有效且特异的细胞毒性免疫应答，需要固有免疫系统和适应性免疫系统中的多种免疫细胞展开复杂且快速的相互作用。

1. 固有免疫系统 是与生俱来、非特异性的快速免疫反应系统，不需要特异性抗原即可引起强烈的炎症反应，在产生初始适应性免疫反应前的一段时间内，由固有免疫系统保护宿主。参与固定免疫应答的细胞有单核-巨噬细胞、中性粒细胞及自然杀伤（natural killer，NK）细胞等。这些细胞均可能参与机体对肿瘤的识别清除，亦或被利用参与肿瘤针对机体免疫系统的逃逸过程。

（1）巨噬细胞：至少可以分化成2种不同的表型。①M1型巨噬细胞：释放干扰素-γ（interferon-γ，IFN-γ），发挥吞噬作用。②M2型巨噬细胞：释放IL-4、IL-10、转化生长因子β（transforming growth factor-β，TGF-β）等细胞因子，能够抑制炎症反应、促进免疫耐受。

（2）中性粒细胞：肿瘤被称为“不愈合的伤口”，中性粒细胞能够出现在肿瘤微环境中，并分为N1/N2型（肿瘤相关性中性粒细胞）及分叶核髓系来源抑制性细胞（polymorphonuclear-myeloid derived suppressor cell PMN-MDSC）。其中，N1型中性粒细胞通过分泌Ⅰ型IFN和激活NK细胞而具有抗肿瘤的功能；N2型中性粒细胞在肿瘤发展过程中不断增多，可分泌活性氧（reactive oxygen species，ROS）导致脱氧核糖核酸（deoxyribo nucleic acid，DNA）氧化损伤及基因不稳定，也可分泌含基质金属蛋白酶（matrix metalloproteinases，MMP）在内的多种生化酶，有助于重塑细胞外基质并促进血管新生，达到促进肿瘤侵袭和转移的作用。

（3）NK细胞：对肿瘤细胞具有天然的杀伤作用，其细胞毒活性不依赖主要组织相容性复合体（major histocompatibility complex，MHC）的抗原呈递，当遇到MHCⅠ类分子低表达的细胞时，NK细胞会释放穿孔素和颗粒酶引发裂解攻击，同时NK细胞释放的细胞因子和趋化因子可以成为激活适应性免疫系统的桥梁，吸引其他NK细胞、抗原呈递细胞（antigen presenting cell，APC）及各种T细胞；但与T细胞相似，NK细胞也表达多种抑制分子，最主要的是多种杀伤免疫球蛋白样受体（killer immunoglobulin-like receptor，KIR）亚型，导致免疫耐受。

2. 适应性免疫系统 适应性免疫需要识别特异性抗原，通过T细胞和B细胞发挥特异性和记忆性效应，是一种延迟应答，需要数日至数周才能产生特异性抗体和T细胞。分化群（cluster of differentiation，CD）8^+ T淋巴细胞和$CD4^+$T细胞通常被称为细胞毒性T细胞和辅助性T细胞（helper T cell，Th cell），通过“免疫突触”识别APC呈递的抗原。CD8$^+$T细胞上的CD8分子可识别MHCⅠ类分子，$CD4^+$ T细胞表达CD4分子识别MHCⅡ类分子，帮助T细胞受体（T-cell receptor，TCR）与MHC分子所呈递的肽段结合，但T细胞的活化需要共刺激因子。活化的$CD8^+$ T细胞释放穿孔素及颗粒酶杀伤肿瘤细胞，还可通过Fas配体与肿瘤细胞表面的Fas受体结合诱导凋亡，此外，还可分泌IL-2、IL-12及IFN-γ加强细胞毒作用。

$CD4^+$T细胞是一群高度异质性的细胞，Th1细胞分泌IFN-γ、IL-2及肿瘤坏死因子（tumor necrosis factor，TNF）等，可加强细胞毒性T细胞活性，在细胞免疫中发挥作用，起到抗肿瘤作用；而Th2细胞分泌IL-3、IL-4、IL-5、IL-6、IL-10、IL-13、IL-25和IL-31等，在体液免疫中发挥作用，扮演了促进肿瘤生长的角色；调节性T（T regulatory，Treg）细胞抑制细胞毒性T细胞活性，参与肿瘤逃逸；Th17细胞是主要分泌IL-17的新型T细胞亚群，其在肿瘤微环境中广泛存在，在肿瘤免疫中的作用尚有争议。

3. 其他免疫相关细胞 肿瘤相关成纤维细胞（cancer-associated fibroblast，CAF）曾被推定为促癌，但针对它的治疗策略大多以失败告终，并在某些情况下加速了癌症的进展。

综上所述，多数参与肿瘤免疫的细胞均具有异质性、可塑性及复杂的双重功能。

（二）肿瘤的免疫逃逸原理

美国肿瘤生物学家希雷伯提出的“肿瘤免疫编辑（cancer immunoediting）假说”指出，人体的免疫系统同时具有促进和抑制肿瘤发生和发展的能力。肿瘤免疫编辑过程中，免疫系统在清除一些肿瘤细胞的同时，也对另一些肿瘤细胞的生物学特性进行重塑，是一个克隆选择的过程。这一过程分为3个阶段，即清除（elimilation）、平衡（equilibration）和逃逸（escape）阶段。

在清除阶段，固有免疫及适应性免疫系统协同出击，识别并杀死那些逃过了抑制肿瘤细胞内在机制的恶性细胞。很小一部分逃脱了“清除”的肿瘤亚克隆会进入到平衡阶段。在平衡阶段，肿瘤的净增长受限停滞，但来自适应性免疫系统的持续压力以及肿瘤细胞不断的基因突变，可能导致具有较低免疫原性的肿瘤亚克隆被选择出来，逃避免疫识别及摧毁。这一过程可能涉及抗原呈递的消失、表观遗传学改变导致的PD-L1表达下降及T细胞IFN-γ分泌减少等生理变化。这些经过免疫编辑的肿瘤细胞会进入逃逸阶段。在逃逸阶段，肿瘤细胞已不受机体免疫系统控制，从而出现明显的临床症状及体征。肿瘤及其微环境中的负性细胞（Treg、M2型巨噬细胞、MDSC）和物质介导的免疫逃逸或抑制机制极为复杂。在此重点介绍原发肿瘤细胞介导的免疫逃逸原理。

1. 上调负性抑制蛋白 肿瘤细胞可以上调负性抑制蛋白，如PD-1、PD-L1、CTLA-4、T细胞免疫球蛋白和ITIM结构域蛋白（T cell immunoreceptor with Ig and ITIM domain，TIGIT）、T细胞免疫球蛋白黏蛋白-3（T cell immunoglobulin and mucin domain-3，TIM-3）及淋巴细胞激活基因3（Lymphocyte-activation-gene-3，LAG3）等，这些免疫检查点分子或耗竭外周效应T细胞，或抑制效应T细胞活化，或阻止T细胞分化增殖及细胞因子释放，可视作免疫系统的生理性“刹车”。

2. 分泌抑制性细胞因子 肿瘤细胞分泌抑制性的细胞因子IL-10及TGF-β促进免疫耐受微环境的形成；促进Treg的扩增及M2型巨噬细胞极化；通过抑制IL-12分泌，抑制抗原呈递细胞成熟和共刺激因子的分泌，从而抑制效应T细胞的活化和分化；通过下调活化受体抑制NK细胞增殖和细胞毒作用。肿瘤细胞能够分泌趋化因子，如趋化因子配体（C-C motif chemokine ligand，CCL）5、CCL22、CCL28、C-X-C趋化因子配体（C-X-C motif chemokine ligand，CXCL）12等招募Treg细胞。肿瘤及肿瘤微环境中的其他细胞，如肿瘤相关巨噬细胞（tumor-associated macrophage，TAM）、MDSC等分泌的前列腺素2（prostaglandin E2，PGE2）可通过刺激血管生成、细胞侵袭和转移诱导肿瘤细胞侵袭并参与肿瘤进展，促进微环境中Treg及MDSC的积累，还可抑制树突细胞（dendritic cell，DC）

分泌IL-12，抑制效应T细胞中IL-2的合成、IL-2受体的表达及向Th1的分化，以及抑制NK分泌INF-γ及其细胞毒作用。

3. 高表达非典型人类白细胞抗原 抗原呈递对于免疫监视至关重要，肿瘤抗原通过人类白细胞抗原（human leukocyte antigen，HLA）-1呈现在细胞表面。肿瘤细胞能够高表达非典型HLA-1类分子，如HLA-E或HLA-G。HLA-E与$CD8^+$T细胞及NK细胞表面抑制性受体结合逃脱免疫监视；HLA-G与参与固有免疫及适应性免疫应答的多种免疫细胞（包括T细胞、DC细胞、NK细胞及B细胞）上的抑制性受体免疫球蛋白样转录子2（Ig-like transcripts 2，ILT2）结合后，通过阻止这些细胞增殖、活化、分泌细胞因子及趋化因子，阻止其发挥抗肿瘤的细胞功能，肿瘤细胞能够下调MHC Ⅰ类分子的表达，甚至使其不表达，逃避T细胞的识别。

4. 代谢重塑 是肿瘤细胞与微环境中的免疫细胞形成营养竞争，通过激活营养摄取机制获得增强的自我营养能力，是恶性肿瘤的标志之一。

（1）糖酵解及乳酸增加：可以阻止T细胞及NK细胞的活化，抑制其分泌细胞因子的能力；能够抑制DC分泌IL-12并推迟其成熟。

（2）氧甾酮生成：下调C-C趋化因子受体7（C-C chemokine receptor 7，CCR7）表达，以组织DC迁移到淋巴结中。

（3）酯类及腺苷代谢的异常：促进Treg细胞的分化、M2型巨噬细胞极化及MDSC扩增，同时抑制效应T细胞以及NK细胞的活化。

（4）氨基酸耗竭：如谷氨酰胺的缺乏可以抑制T细胞激活增殖及细胞因子分泌，减少Th1及Th17细胞的数量，同时可以抑制B细胞的增殖及向浆细胞分化；色氨酸降解及其衍生物犬尿氨酸的出现，促进Treg的生长但抑制NK细胞增殖；低精氨酸水平可导致T细胞受体-CD3ζ链的丢失，从而抑制T细胞活性；ROS及活性氮（reactive nitrogen species，RNS）的生成会诱导T细胞凋亡，影响其增殖及在肿瘤内的迁移。

除肿瘤细胞外，TAM、Treg、MDSC以及周围物质均通过多种多样的机制协助肿瘤细胞逃避免疫监视，共同构建免疫耐受的微环境。

（三）肿瘤免疫治疗的原理

2013年，丹尼尔·陈和梅尔曼博士提出“肿瘤－免疫循环”的概念，推演了免疫反应杀伤肿瘤细胞所经历的7个步骤：①肿瘤细胞死亡导致肿瘤抗原释放。② 肿瘤抗原由树突细胞或抗原呈递细胞捕获呈递。③效应T细胞启动并激活，产生对肿瘤抗原的特异性免疫反应。④活化的效应T细胞迁移至肿瘤床。⑤活化的效应T细胞在肿瘤床浸润。⑥效应T细胞特异性识别并与肿瘤细胞结合（与MHC Ⅰ类分子结合）。⑦目标肿瘤细胞被杀灭并进一步释放更多肿瘤相关抗体。

免疫治疗的目标就是要加强“肿瘤－免疫循环”，放大免疫效应。这个循环的每一个步骤都存在着刺激和抑制因素，理论上可以针对这些因素对症下药：①利用传统放疗、化疗及靶向治疗杀死肿瘤细胞，使其释放抗原。②利用疫苗将肿瘤抗原呈递给APC、IFN-α、粒细胞－巨噬细胞集落刺激因子（granulocyte-macrophage colony stimulating factor，GM-CSF）诱导DC分化，CD40及Toll样受体（Toll-like receptor，TLR）激动剂促进APC活化及成熟。③应用IL-2及IL-12促进T细胞分化、增殖及增强效应T细胞及NK细胞功能，应用T细胞表面共刺激因子［CD137、肿瘤坏死因子受体超家族成员4（Tumor necrosis factor receptor superfamily member 4，OX 40）及CD27］激动剂抗体增强T细胞的激活，利用CTLA-4抗体抵消该蛋白对于活化T细胞的抑制作用。④应用抗血管内皮细胞生长因子（vascular endothelial growth factor，VEGF）治疗促进T细胞浸润和迁移。⑤应用嵌合型抗原受体T细胞直接识别肿瘤抗原。⑥ 应用PD-1及PD-L1抑制剂逆转T细胞耗竭，利用色氨酸代谢酶吲哚胺2,3-双加氧化酶1（indoleamine 2,3-dioxygenase 1，IDO-1）抑制剂逆转免疫耐受的代谢状态等。

三、肿瘤免疫治疗方法

目前，免疫治疗主要针对T细胞及NK细胞，主要方法包括使用免疫检查点抑制剂、细胞因子、改造T细胞、共刺激因子激动剂、肿瘤疫苗等。

（一）免疫检查点抑制剂

免疫检查点抑制剂是目前最为成熟，也是最成功的免疫治疗方法之一。目前CTLA-4抑制剂、PD-1及PD-L1抑制剂已进入临床。多种在恶性实体肿瘤中阻断TIGIT、LAG-3和TIM-3等负性蛋白上调的抑制剂正在进行临床研究并准备进入临床。免疫检查点抑制剂之间的组合具有临床应用前景。

1. CTLA-4抑制剂　CTLA-4于1991年被首次发现，1995年通过小鼠基因敲除实验明确了它的功能是负性调节T细胞。CTLA-4是免疫球蛋白超家族的成员，在活化的T细胞上表达并向其传递抑制性信号。它与T细胞的共刺激蛋白CD28同源，二者均可与APC上的CD80（即B7-1）及CD86（即B7-2）分子结合。CD28与TCR结合后，激活T细胞的同时引起CTLA-4表达的增加。CD28向T细胞传递刺激性信号，但CTLA-4与CD80和CD86的亲和力较CD28更强，以防止T细胞过度活化产生对自体的攻击。肿瘤利用这一机体的保护机制进行免疫逃逸。此外，CTLA-4也在Treg上表达并协助其抑制作用。

使用CTLA-4特异性抗体治疗能增加记忆T细胞的累积和存活，并加速调节T细胞的耗竭，从而使免疫应答功能恢复。CTLA-4抑制剂——伊匹木单抗（ipilimumab）2011年获美国FDA批准用于无法切除或转移性黑色素瘤的治疗，2015年先后获批用于有局部淋巴瘤浸润或直径＞1mm的皮肤黑色素瘤手术后患者的辅助治疗，以及与PD-1抑制剂——纳武利尤单抗（nivolumab）联合治疗鼠类肉瘤滤过性毒菌致癌基因同源体B1（v-Raf murine sarcoma viral oncogene homolog B1，BRAF）V600野生型的无法切除或转移性黑色素瘤。目前，伊匹木单抗已与PD-1单抗联合用于其他实体肿瘤（如肺癌、食管癌、肾癌及恶性胸膜间皮瘤等），并获得了优于传统治疗的疗效。除伊匹木单抗外，CTLA-4抑制剂还有替西木单抗（Tremelimumab）。

2. PD-1及PD-L1抑制剂　*PD*-1基因于1992年首次被发现，并于1999年在动物实验中观察到*PD*-1缺失可导致自身免疫病，从而证实其在免疫应答中所扮演的负调节角色。PD-1蛋白属于免疫球蛋白超家族，是细胞表面受体，主要在T细胞、前B细胞以及巨噬细胞上表达。相比于CTLA-4，PD-1具备更强大而广泛的免疫调节作用。PD-1有PD-L1和PD-L2两种配体，PD-L1可在肿瘤细胞上、肿瘤浸润的树突细胞/淋巴细胞/巨噬细胞上表达。

（1）PD-1及PD-L1的免疫调节机制：PD-1作为免疫检查点，通过以下几种机制发挥负性调节作用：在淋巴结中促进针对特异抗原的T细胞的凋亡（程序性死亡）；减少Treg细

笔记

胞的凋亡；增加杀伤性T细胞的耗竭。

PD-1与配体结合后，通过TCR介导的信号通路减少IL-2的分泌，从而抑制T细胞激活及IFN-γ的分泌；还可上调E3泛素连接酶、Casitas B系淋巴瘤原癌基因（Casitas B-lineage lymphoma proto-oncogene，CBL）-b和CBL-c的表达，导致TCR下调。此外，PD-L1对CD80的亲和力也较强，同样能够发挥向T细胞传递抑制性信号的作用。

（2）相关药物：自2014年首个PD-1抑制剂——纳武利尤单抗（Nivolumab）被批准用于转移性黑色素瘤治疗以来，已有多个PD-1单抗及PD-L1单抗面市。

1）药物种类：PD-1单抗，包括帕博利珠单抗（Pembrolizumab）、西米普利单抗（Cemiplimab）、信迪利单抗（Sintilimab）、卡瑞利珠单抗（Camrelizumab）、替雷利珠单抗（Tislelizumab）以及特瑞普利单抗（Toripalimab）等；PD-L1单抗，包括阿替利珠单抗（Atezolizumab）、度伐利尤单抗（Durvalumab）及阿维鲁单抗（Avelumab）。

2）适应证：目前PD-1单抗已经获批了大范围恶性实体肿瘤的适应证，而PD-L1单抗获得的适应证仅限于包括晚期非小细胞肺癌（Non-small cell lung cance，NSCLC）或局部晚期NSCLC根治性放化疗后维持治疗在内的少数实体瘤。

3）PD-1单抗及PD-L1单抗的区别：二者抗体类型不同，其内部结构也存在着很多不同。由于PD-1蛋白表达在免疫细胞表面，为防止结合了PD-1单抗的免疫细胞在抗体介导的细胞毒或吞噬效应（antibody-directed cell-mediated cytotoxcity/ phagocytosis，ADCC/ADCP）或补体介导的细胞毒作用（complement-dependent cytoxicity，CDC）中被无辜消耗，PD-1单抗的抗体骨架多选择ADCC/ADCP/CDC效应中最为轻微的免疫球蛋白G（immunoglobulin G，IgG）4抗体；而PD-L1单抗由于多在肿瘤细胞表面，其抗体骨架选用能够引发最强ADCC效应的IgG1抗体，以进一步增强免疫应答对肿瘤细胞的摧毁。但PD-1单抗的抗原结合区（antigen binding fragment，Fab）不稳定，需要进行二硫键改造。临床研究显示，阻断PD-1及PD-L1通路可促进T细胞增殖、分泌，使被耗竭的T细胞复苏，恢复其细胞毒功能。

3. LAG-3抑制剂 LAG-3是免疫球蛋白超家族的一员，分布在免疫细胞表面，其配体为MHC Ⅱ类分子，LAG-3较CD4对MHC具有更强的亲和力。LAG-3通过类似于PD-1及CTLA-4的形式，下调T细胞增殖和激活；LAG-3还可促进Treg的免疫抑制功能，将$CD8^+$ T细胞转化为免疫耐受状态并保持T细胞耗竭，影响DC的成熟和活化。临床前研究显示，LAG-3抑制剂除促进效应T细胞外，还可以同时抑制Treg功能。

2022年3月，美国FDA正式批准了首个LAG-3抑制剂——瑞拉利单抗（Relatlimab）联合纳武利尤单抗（Nivolumab）用于转移性黑色素瘤的治疗。相比于PD-1单药，抗LAG-3及抗PD-1联合治疗可显著延长转移性黑色素瘤患者的生存期。

4. TIGIT抑制剂 TIGIT是一种免疫受体，在NK细胞及T细胞上均有表达。T细胞表面TIGIT与DC细胞上的CD155结合后，使其分泌IL-10增加、IL-12减少，减弱DC的抗原呈递能力；TIGIT能够与T细胞共刺激受体CD226竞争与CD155的结合，以减弱CD155在效应T细胞内的下游信号传导；TIGIT还能直接通过其胞内的结构域抑制下游的磷脂酰肌醇-3-激酶（phosphatidylino-sitol 3-kinases，PI3K）、丝裂原激活的蛋白激酶（mitogen-activated protein kinase，MAPK）等信号通路，从而向T细胞和NK细胞内部传递抑制性信号。此外，TIGIT在激活的Treg上高表达有助其发挥抑制免疫应答的功能。研究发现，TIGIT及PD-1在黑色素瘤中抗原特异性$CD8^+$T细胞或浸润性$CD8^+$T细胞上均有高表达，TIGIT抗体与PD-1或PD-L1抗体有较好的协同作用。CITYSCAPE研究证实，两者（替瑞

笔记

利尤单抗联合阿替利珠单抗）组合较PD-L1单药可显著提高晚期非小细胞肺癌患者生存率，因此在2021年被美国FDA授予为突破疗法资格（注：CITYSCAPE研究为一项替瑞利尤单抗联合阿替利珠单抗对比安慰剂联合阿替利珠单抗非小细胞肺癌一线治疗的Ⅱ期研究）。

（二）细胞因子

目前，临床上应用最多的细胞因子药物包括IL-2、IFNα-2b及BCG。

1. IL-2　对细胞毒性T细胞的功能和Treg细胞的维持具有多重效应：在较高剂量时，IL-2促进$CD8^+$效应T细胞和NK细胞的溶细胞活性，促进$CD4^+$细胞分化为Th1和Th2亚类；在较低剂量时，IL-2先扩增Treg细胞群，并抑制与自身免疫有关的Th17细胞的形成。

临床应用方面，静脉推注大剂量IL-2可使少数黑色素瘤及肾癌患者获得持久缓解，但因较明显的不良反应而逐渐被免疫检查点抑制剂取代。

2. IFNα-2b　通过信号转导与转录激活因子（signal transducerand activator of transcription，STAT）-1和STAT-2介导的下游信号转导事件，促进Th1介导的效应细胞应答并分泌IL-12。临床上获得了高危黑色素瘤的辅助治疗的适应证，但具有较明显的不良反应。

3. BCG　来自减毒牛分枝杆菌，注入膀胱可诱发强烈炎症反应，可用于浅表性膀胱癌的治疗和二级预防。目前仍被推荐用于临床标准治疗。

（三）共刺激因子

T细胞表面除抑制性受体外，还分布着多种刺激性受体，是T细胞活化所必需的共刺激通路。CD28是T细胞激活的关键共刺激蛋白，其激动型抗体对T细胞有直接的刺激作用，但在Ⅰ期临床研究中有75%的患者出现严重且快速的细胞因子风暴，甚至出现了肺损伤、肾衰竭及弥散性血管内凝血。

CD137在与其配体结合后，能够促进T细胞、树突细胞、单核细胞和中性粒细胞的活化，但CD137的激动型抗体也在早期的临床研究中出现了致死性的肝毒性。

目前，有关这种药物的临床研究主要聚焦于降低剂量后与免疫检查点抑制剂的联用。此外，针对其他共刺激因子如OX40、CD357、CD40的激动剂也在进行临床研究，这些药物的安全性更加可控，有一定的抗肿瘤疗效。

（四）改造T细胞技术

改造T细胞技术旨在增强“肿瘤-免疫循环”中的第六步——增加特异性识别肿瘤细胞的效应T细胞。

1. CAR-T技术　嵌合抗体受体T细胞是取患者自体T细胞在体外改造，使其表达能够识别肿瘤的抗原结合区，而该区域与CD3 TCR的胞内结构域融合。这样，不依赖MHC分子也能识别特异的细胞表面抗原，激活T细胞应答。

2010年，美国女孩艾米丽·怀特海德成为首个接受CAR-T疗法的白血病儿童，且奇迹般地获得了治愈；2017年，由宾夕法尼亚大学和诺华公司共同研发的革命性CAR-T疗法通过美国FDA批准上市，用于治疗复发或难治性急性淋巴细胞白血病患者。近年来，CAR-T技术不断进展，第二代CAR-T技术在胞内区域加入共刺激分子CD28或CD137的免疫受体

笔记

酪氨酸激活基序（immunoreceptor tyrosine-based activation motif，ITAM），这样胞外的抗原识别区与靶抗原结合后，可使T细胞同时获得抗体刺激信号及共刺激信号。第三代CAR-T技术在第二代的基础上，利用慢病毒转染载体转染更大的基因片段，在胞内同时加入2个或以上的共刺激信号ITAM区，但是单纯增加数量的做法并没有带来更好的效果。第四代CAR-T技术插入额外的分子元件以表达功能性转基因蛋白，如插入活化T细胞核因子诱导IL-12分泌，插入自杀基因以减少CAR-T对正常组织的伤害。

CAR-T技术在血液系统肿瘤中已经获得了成功，但此前在恶性实体瘤中的发展步履维艰。主要障碍有：实体瘤缺乏良好的、可供识别的抗原靶点；实体瘤抗原异质性强且可能随着免疫编辑的过程发生变化；实体瘤的免疫微环境不利于CAR-T细胞浸润以及对其的抑制等。但近期CAR-T针对实体瘤的临床研究已取得突破，针对各种实体瘤的CAR-T治疗都开展了众多探索。如针对去势抵抗的前列腺癌，开发了靶向前列腺特异性膜抗原（prostate specific membrane antigen，PSMA）抗TGF-β的CAR-T疗法；针对胃癌紧密连接蛋白（claudin）18.2的CAR-T疗法等。目前该方法的主要问题是费用过高。

2. 双特异性T细胞衔接器（Bi-specific T-cell engager，BiTE） 包含2个独立的单链可变区，一端识别表达于所有T细胞上的CD3分子，另一端识别靶抗原。因此，BiTE的目标是引诱细胞毒性T细胞介导肿瘤清除。

博纳吐单抗（Blinatumomab）是首个BiTE技术免疫疗法，其靶抗原为B淋巴母细胞性白血病（B lymphoblastic leukaemia，B-ALL）细胞表面的CD19，导致杀伤性T细胞特异性裂解CD19阳性的急性淋巴细胞白血病肿瘤细胞。2019年以来，已有多个BiTE药物在国际肿瘤大会上得到展示，如帕妥昔珠单抗靶向前列腺特异性膜抗原，AMG757靶向小细胞肺癌的特异性抗原δ样蛋白-3（Delta-Like Protein 3，DLL3）。2022年2月，美国FDA批准的药物“Kimmtrak”成为首个用于实体瘤治疗的BiTE，用于治疗转移性葡萄膜黑色素瘤。

3. 肿瘤浸润淋巴细胞（tumor-infiltrating lymphocytes，TILs）体外扩增回输 是指从肿瘤组织中分离出肿瘤浸润的淋巴细胞，在体外培养和大量扩增后，将淋巴细胞回输到患者体内的疗法。TILs疗法的效应细胞经过了选择与富集，肿瘤特异性T细胞比例高。

目前该疗法已在多个实体肿瘤中进行相关的临床研究，并且获得了较好的临床疗效，存在经该治疗后长期生存的个案。某患者2009年被宣判患有Ⅳ期肝内胆管细胞癌，在经历了包括手术及化疗在内的传统治疗失败后，接受了TILs治疗。经TILs治疗后，肿瘤原发及转移病灶均显著消退，目前该患者已存活超过12年。

但TILs体外扩增、回输仍存在很多问题，如必须是实体瘤且能获得肿瘤组织；要能顺利地从肿瘤组织中分离出所需要的淋巴细胞；所分离的淋巴细胞拥有足够的活性并且能充分扩增培养。任何一个环节出现问题都不能支持患者完成治疗。

（五）肿瘤疫苗

疫苗在癌症领域的应用是其在预防传染病领域的延伸。使用肿瘤疫苗旨在启动“肿瘤-免疫循环”中的第二、第三步——增加肿瘤抗原呈递。目前，疫苗的种类主要有细胞疫苗（如肿瘤疫苗、树突细胞疫苗）、蛋白多钛疫苗、基因疫苗。

前列腺癌疫苗普列威（Sipuleucel-T）是首个且唯一被美国FDA批准的治疗性疫苗，用于治疗难治性前列腺癌。这是一种自体细胞免疫疗法，首先收集患者外周血单个核细胞，

笔记

分离培养DC，然后将DC置于融合蛋白（PA2024）中孵育。这种融合蛋白由以下2种成分组成：第一种成分是抗原-前列腺酸性磷酸酶（prostatic acid phosphatase，PAP），它能在95%的前列腺癌细胞中表达；第二种成分是GM-CSF，它可以帮助DC成熟和激活。收集孵育后的细胞重新注入患者体内，激活T细胞针对携带PAP抗原的前列腺癌细胞进行杀伤。Sipuleucel-T组与安慰剂组对比，前列腺癌患者死亡风险显著下降22%。

直接使用多肽疫苗注射到患者体内能够引起免疫应答，但却没有显现显著的临床疗效。基因疫苗中，信使核糖核酸（Messenger Ribonucleic Acid，mRNA）疫苗可直接通过细胞质膜进入细胞，但mRNA不进入细胞核，也不整合基因组（与DNA疫苗不同）。翻译过程与内源性mRNA翻译的蛋白质没有区别。最终，该蛋白被APC摄取并降解，通过MHC呈递给T细胞，激活抗肿瘤免疫。目前，mRNA肿瘤疫苗正在进行临床研究。

四、免疫治疗的临床应用

（一）免疫治疗的临床药物选择

目前，在临床应用最为广泛的免疫疗法为免疫检查点抑制剂，而最具有代表性的2种药物就是PD-1/PD-L1单抗和CTLA-4单抗。

最初，免疫检查点抑制剂主要用于治疗恶性实体肿瘤转移阶段的后线治疗，随着其疗效被验证，这些药物的临床应用场景不断向前线推荐。以NSCLC为例，CHECKMATE 017/057、KEYNOTE010以及OAK研究显示，相比于多西他赛的传统二线化疗，PD-1/PD-L1单抗可延长患者生存期。在二线治疗成功后，免疫治疗被推进到NSCLC的一线治疗上：KEYNOTE042/024/189/407、CHECKMATE 227/9LA、IMPOWER110/130/132/150研究，免疫治疗联合或不联合传统化疗的疗法获得了晚期NSCLC初始治疗的适应证。PACIFIC研究，将PD-L1抑制剂——度伐利尤单抗提前到局部晚期NSCLC根治性放化疗后的维持治疗。IMPOWER010及CHECKMATE816研究，更是将PD-1单抗提前到围手术期辅助治疗和新辅助治疗阶段，并取得了令人瞩目的成绩（注：CHECKMATE017研究为纳武利尤单抗对比多西他赛针对一线化疗失败后的转移性肺鳞状细胞癌的Ⅲ期研究；CHECKMATE057研究为纳武利尤单抗对比多西他赛针对一线化疗失败后的转移性肺腺癌的Ⅲ期研究；KEYNOTE010研究为帕博利珠单抗对比多西他赛对晚期PD-L1阳性经治NSCLC的Ⅱ-Ⅲ期研究；OAK研究为阿替利珠单抗对比多西他赛对经治的局部晚期或晚期NSCLC的Ⅲ期研究；KEYNOTE042研究为帕博利珠单抗对比标准化疗在未经治疗PD-L1≥1%的驱动基因阴性晚期NSCLC的Ⅲ期研究；KEYNOTE024研究为帕博利珠单抗对比标准化疗在未经治疗PD-L1≥50%的驱动基因阴性晚期NSCLC的Ⅲ期研究；KEYNOTE189研究为帕博利珠单抗联合培美曲塞与铂类化疗在未经治疗转移性驱动基因阴性的鳞状NSCLC的Ⅲ期研究；KEYNOTE407研究为安慰剂加紫杉醇或白蛋白紫杉醇加卡铂联合或不联合帕博利珠单抗在未经治疗转移性驱动基因阴性的鳞状NSCLC的Ⅲ期研究；CHECKMATE227研究为以纳武利尤单抗为基础的治疗方案（单药纳武利尤单抗、纳武利尤单抗联合伊匹木单抗、纳武利尤单抗联合化疗）对比化疗在初治晚期或复发非小细胞肺癌的Ⅲ期研究；CHECKMATE9LA研究为纳武利尤单抗与伊匹木单抗联合化疗（培美曲塞＋卡铂/顺铂）对比单纯化疗用于一线治疗晚期NSCLC的Ⅲ期研究；PACIFIC研究为度伐利尤单抗对比安

笔记

慰剂治疗经放化疗后无疾病进展的局部晚期NSCLC的Ⅲ期研究；CHECKMATE816研究为纳武利尤单抗联合含铂双药化疗对比化疗新辅助治疗用于可切除NSCLC的Ⅲ期研究）。

免疫检查点抑制剂可单独使用，也可与其他多重传统治疗模式联合使用，或与其他免疫检查点抑制剂合用。以NSCLC为例，在一线治疗时，对于PD-L1高表达的患者可以考虑应用PD-1（帕博利珠单抗）/PD-L1（阿替利珠单抗）单抗单药（KEYNOTE042/024；IMPOWER110）、PD-1单抗与化疗联合（KEYNOTE189/407；IMPOWER130/132）、双免疫检查点抑制剂联用（CHECKAMTE227）或双免疫检查点抑制剂与化疗联用（CHECKMATE9LA），也可应用PD-L1单抗与抗血管生成药物及化疗联用（IMPOWER150），或PD-L1单抗与放化疗联用（PACIFIC）。这些证明了免疫治疗在治疗恶性实体肿瘤时具有广阔的临床应用前景，与其他治疗方式组合可能有协同作用。

（二）免疫治疗的临床疗效判断

针对传统的抗肿瘤治疗，临床多采用实体瘤疗效评估标准（Response Evaluation Criteria In Solid Tumours，RECIST）1.1标准。而免疫治疗与传统抗肿瘤治疗具有不同的缓解形式，可能有假进展的情况发生。假进展就是指开始免疫治疗后一段时间，肿瘤的影像学表现不缩小反而增大，但这并不是由于肿瘤继续增殖所致，而是由于免疫细胞在肿瘤周围浸润的结果。为了适应免疫治疗独特的缓解模式，目前常用的有免疫相关RECIST（Immune-related RECIST，irRECIST）标准和免疫RECIST（Immune RECIST，iRECIST）标准，iRECIST标准需要不少于4周间隔的2次评估才可判断疗效。

1. **完全缓解（complete response，CR）** 所有可测量和不可测量的病灶均完全消失，无新病灶出现，且必须在至少4周后进行第二次连续评估证实。

2. **部分缓解（partial response，PR）** 与基线水平相比，总肿瘤负荷减少50%或以上，且必须在至少4周后进行第二次连续评估证实。只要肿瘤总负荷满足缓解标准，这一类型的缓解允许包含某些病灶的进展或新病灶的出现。

3. **病情稳定（stable disease，SD）** 不符合部分缓解、完全缓解和疾病进展的标准。

4. **疾病进展（progressive disease，PD）** 相对于最低肿瘤负荷记录，肿瘤负荷增加25%或以上，必须在初次发现肿瘤增大后至少4周行第二次连续评估加以确认。

iRECIST标准结合了免疫相关缓解评价标准，（immune-relatedresponse criteria，irRC）及RECIST1.1而确定。标准最突出的改变在于引入了2个关键概念：免疫待确认的疾病进展（immune unconfirmed progressive disease，iUPD）和免疫确认的疾病进展（immuneconfirmed progressive disease，iCPD）。疗效类型表示为加前缀“i”，如iCR、iPR、iSD。基本评价标准同RECIST1.1，但与之不同的是，将治疗期间的新发病灶归为iUPD；只有当下次评估发现更多新发病灶或原有新发病灶增大（新发靶病灶总共≥5mm，或新发非靶病灶增大）时，才归为iCPD；之前均无记录的新发病灶也可确认iCPD。临床工作中，医生需要结合患者实际临床状态进行慎重评估，并对免疫治疗进行决策。

应用免疫检查点抑制剂时，还有一种特殊的情况，即超进展（hyperprogression，HP）。不同的文献对HP的定义有所不同：肿瘤生长速度是基线时的2倍以上，或肿瘤负荷第一次评估（2个月内）超过50%（治疗失败）。HP的出现与肿瘤负荷、治疗线数、患者体力评分、年龄均相关，有报道显示高龄患者出现HP的概率更高。目前，关于HP可能的发生机制假设有：刺激Treg细胞；T细胞耗竭的代偿性增强；免疫抑制细胞如M2型巨噬细胞、

MDSC的极化；Th1/Th17介导的炎症反应激活促进肿瘤进展；部分信号通路的激活，如鼠双微体2基因（*murine double minute* 2，*MDM2*）扩增、多重肿瘤抑制基因（*multiple tumor suppressor* 1，*MTS*1）缺失都在超进展的肿瘤中被发现。

（三）免疫治疗的临床不良反应

导致免疫治疗相关不良反应（immune-related adverse event，irAE）的机制仍不十分明确，一些潜在的机制包括：T细胞损伤同时，存在于肿瘤和正常组织上的抗原的活性增强；已存在的自身免疫抗体浓度增加；炎症细胞水平增高；CTLA-4抗体与表达CTLA-4抗体的正常组织直接结合，导致补体介导的免疫反应增强。

irAE几乎可累及全身所有的器官及系统，大多数irAE是轻至中度的，偶尔会发生危及生命的irAE。皮肤、胃肠道、内分泌、肺和肌肉骨骼相关不良反应相对常见。心血管、血液、肾、神经和眼部相关的不良反应也可发生，但相对少见。有研究表明，CTLA-4单抗的irAE发生率及G3～G4级毒性的发生率分别为75%、43%；PD-1/PD-L1单抗的irAE发生率及G3～G4级毒性的发生率分别为30%、20%；双免疫检查点抑制剂的irAE发生率及G3～G4级毒性的发生率分别为99.5%、55%。有研究表明，伊匹木单抗最常见的严重irAE有皮炎（12%）、肠炎（7%）、肝炎（2%）及内分泌毒性（3%）；PD-1单抗最常见的严重irAE有皮炎（1.5%）及肺炎（1.3%）；双免疫检查点抑制剂治疗会增加严重irAE的发生率并使其发生时间提前，常见的严重irAE有皮炎（3%）、肠炎（16%）、肝炎（6%）、内分泌毒性（4%）及肺炎（2.2%）。

目前，有五大学术机构发布了针对irAE的处理指南，分别为欧洲肿瘤内科学会、癌症免疫治疗学会、美国临床肿瘤学会、美国国立综合癌症网络及中国临床肿瘤学会。这些学术机构发布的指南均推荐早识别、早干预，能够有效控制绝大多数irAE。G2级毒性需要暂停ICIs，G3级或G4级毒性需永久停用ICIs。对于大多数中度及重度irAE，糖皮质激素是治疗的中流砥柱，G2级及以上毒性时应考虑使用糖皮质激素，治疗后应密切观察irAE的变化，如无改善，还可考虑联合其他免疫抑制剂进行治疗。多学科会诊（multi-disciplinary treatment，MDT）的介入可以使肿瘤学专家与专科疾病专家紧密合作，共同治疗有挑战性的病例。糖皮质激素的具体应用方式、监测频率、免疫抑制药物的种类都要根据irAE的类型和程度来个体化操作。例如，免疫相关的结肠炎更倾向于应用TNF或整合素抑制剂，而间质性肺炎更倾向于应用IL-6的抑制剂。

在治疗irAE时，我们要注意根据irAE的具体机制进行有针对性的治疗。对于≥G3级的irAE患者，尤其是影响到心、肺、肝、结肠和神经肌肉系统的irAE，应进行更为严格的诊断检验，甚至进行活检及免疫组织病理学检测，展开针对irAE发病机制的系统分析，为后续的靶向治疗提供指导。

五、免疫治疗的研究前景

免疫检查点抑制剂虽然取得了不错的临床疗效，但仍有部分患者不能取得或仅取得很小的临床获益。因此，临床也尝试寻找预测免疫治疗疗效的生物标志物，以发现对免疫治疗敏感的患者。肿瘤细胞或其周围免疫细胞中的PD-L1表达，常常预示患者能从PD-1及PD-L1单抗的治疗中获益。微卫星不稳定（high microsatellite instablity，MSI-H）及肿瘤突变负荷高（tumor mutation burden，TMB）的肿瘤对免疫治疗更加敏感。KEYNOTE158的篮子研究证实，多种具有上述2种特征的实体瘤从帕博利珠单抗的治疗中获益。而Keynote177研究将帕博利珠单抗单药用于具有MSI-H特征的晚期结直肠癌的一线治疗。此外，具有编码DNA聚合酶ε（Polymerase ε，POLE）和DNA聚合酶δ（POLD）基因突变的肿瘤也对免疫治疗敏感。近期，生物标志物的样本向更加无创且代表肿瘤全景突变情况的循环肿瘤DNA方向发展。生物标志物的其他方向还包括针对肠道微生物的研究等（注：KEYNOTE158研究为帕博利珠单抗治疗不常见实体瘤的Ⅱ期研究；KEYNOTE177研究为帕博利珠单抗对比标准化疗治疗转移性结直肠癌的Ⅲ期研究）。

近年来，许多研究试图通过细分免疫分型来预判免疫治疗疗效，预测患者生存以及探究免疫治疗抵抗的机制。如根据肿瘤微环境中免疫细胞和其周围基质细胞的分布，分为“热”或“冷”肿瘤，或“炎症型”“肿瘤豁免型”“肿瘤沙漠型”；或纳入更多的免疫细胞类型得到的免疫表型，与转录组分型一致。

综上，以PD-1/PD-L1抑制剂和CTLA-4抑制剂为代表的真正意义上的免疫治疗是近年来新出现的治疗方法，是根据肿瘤免疫应答机制和免疫微环境特征精心设计的疗法，尤其是免疫检查点抑制剂，已经成为抗肿瘤治疗的重要武器。

参 考 文 献

[1] Hida，Toyoaki，Nokihara，et al. Alectinib versus crizotinib in patients with ALK-positive non-small-cell lung cancer（J-ALEX）：an open-label，randomised phase 3 trial [J]. LANCET -LONDON-，2017，390：29-39.

[2] Hyman DM，Piha-Paul SA，Won H，et al. HER kinase inhibition in patients with HER2- and HER3-mutant cancers [J]. Nature. 2018，554（7691）：189-94.

[3] Hanahan D. Hallmarks of cancer：new dimensions [J]. Cancer discovery，2022，12（1）：31-46.

[4] Esfahani K，Elkrief A，Calabrese C，et al. Moving towards personalized treatments of immune-related adverse events [J]. Nature reviews. Clinical oncology，2020，17（8）：504-515.

第五章　其他精准治疗

☞笔记

第一节　局部精准治疗

局部治疗是除手术、化疗和放疗外的另一种肿瘤精准治疗手段，其主要目的是针对特定肿瘤病灶进行高浓度药物区域灌注或物理治疗（如介入治疗、消融治疗、光疗）。这种区域灌注化疗相比于传统的全身输注化疗，提高了肿瘤病灶区域的血药浓度，同时避免了化疗对其他器官的毒副作用。介入治疗、消融治疗和光疗，利用动脉栓塞、理化效应和光敏作用等特性，对肿瘤进行精准杀伤，做到真正意义上的微创。局部治疗作为常规治疗的补充手段，在局灶肿瘤的控制和治疗过程中发挥重要的作用，也成为肿瘤精准治疗不可缺少的一部分。

肿瘤的局部治疗包括多种不同的形式，本节重点讨论以下四类局部治疗：区域治疗、介入治疗、消融治疗和光疗。

一、区域治疗

（一）腹腔热灌注化疗（hyperthermic intraperitoneal chemotherapy，HIPEC）

1. 作用原理　在手术切除过程中，由于挤压或器械剪切，肿瘤细胞可能会脱落到腹腔内，进入周围淋巴管或血管，造成肿瘤细胞扩散。正常人体组织的血管分布均匀，内皮细胞排列正常，具有扩张和收缩功能，在热环境中血管扩张、血流加速，可以把局部多余的热量带走。肿瘤在快速生长的过程中，产生众多畸形血管，其内皮细胞发育不完全，结构松散紊乱，在热环境中热量不能很快被血流带走，容易导致肿瘤细胞凋亡。热灌注化疗就是利用肿瘤组织散热差、容易产生凋亡的原理治疗肿瘤。HIPEC将含化疗药物的灌注液精准、恒温地循环灌注，充盈腹腔并维持一定时间，从而预防和治疗腹膜的种植转移。

2. 治疗模式

（1）肿瘤细胞根治术后联合HIPEC：可以清除游离癌细胞和微小癌结节，预防腹膜转移癌的形成，提高患者的无瘤生存期。

（2）肿瘤细胞减灭术联合HIPEC：对于接近根治性切除的细胞减灭完全性评分（completeness of cytoreduction score，CCS）-0（CCS是腹膜转移癌的切除评分，0分代表无肉眼可见肿瘤）和CCS-1（1分代表残留肿瘤小于2.5mm）的患者，可以达到临床治愈的效果；对于CCS-2（2分代表残留肿瘤在2.5mm至2.5cm）和CCS-3（3分代表残留肿瘤大于2.5cm）切除患者，可以提高生存期和改善生活质量。

（3）转化治疗联合HIPEC：其目的是清除和缩小腹腔转移结节，抑制恶性腹水，提高

笔记

转化成功率，改善患者的生活质量，提高患者长期生存率。

（4）以全身系统治疗为主，再联合HIPEC：消化道肿瘤的腹膜转移为远处转移，实质上是全身性疾病，强调全身治疗为主，并与局部治疗相结合，控制病情，HIPEC可使腹水减少或者消失。

3. 临床应用 在多项临床研究中，HIPEC联合治疗与单纯化疗和手术相比，可以延长晚期胃癌患者生存期，对腹水的控制力高达90%。2012年以来，胃癌、肝门部胆管癌、腹腔表面肿瘤、妇科恶性肿瘤、结直肠癌、胆囊癌、胰腺癌、远端胆管癌等肿瘤分别发布了HIPEC相关的临床路径、指南、诊疗规范或者专家共识，成为妇科肿瘤和消化道肿瘤治疗的重要组成部分。2014年第九届国际腹膜癌大会在荷兰阿姆斯特丹召开，腹膜表面肿瘤国际协作组联盟制订的《肿瘤细胞减灭术加腹腔热灌注化疗的国际建议》将CRS＋HIPEC治疗模式作为经选择的结直肠癌腹膜转移患者的标准治疗方法。目前，以CRS＋HIPEC为核心的治疗方案已写入多个腹膜转移治疗的专家共识中。

（二）膀胱灌注治疗

基于2016年欧洲泌尿科医师协会的指南，根据肿瘤病理恶性分级程度、是否浸润固有层、肿瘤大小及肿瘤是否为复发性和多灶性，将膀胱癌进展的风险分层划分为低危、中危和高危。对于中危和高危膀胱癌患者，经尿道膀胱肿瘤切除术（transurethral resection of bladder tumor，TURBT）后推荐进行膀胱灌注治疗。其原理是膀胱内给予局部较高浓度的治疗药物，可以杀灭术后仍然存在的肿瘤细胞，并防止肿瘤种植。通常治疗模式为每周一次膀胱灌注治疗，持续6周，之后进行维持治疗，维持治疗的持续时间取决于危险分层。高危患者膀胱灌注治疗药物首选卡介苗，中危患者建议卡介苗或者化疗药物，可替代的化疗药物包括丝裂霉素、表柔比星和吉西他滨。

（三）肢体区域化疗

现有的肢体区域化疗技术分为2种：隔离肢体灌注和隔离肢体输注。

1. 隔离肢体灌注 方法是将患肢的血液流入和流出与身体其余部分的血流分开。因此，高浓度药物可以在患肢局部循环，而不使身体其他部位暴露于同水平的药物毒性。该灌注循环避开了肝和肾，使得药物代谢最小化，从而可使灌注的肢体维持较高的药物浓度。通常对隔离的肢体进行热疗（靶组织温度在38.5～40.0℃），以提高药物的抗肿瘤效果，同时避免整个身体暴露于过热环境的风险之中。

一项纳入局部复发或者晚期四肢软组织肉瘤患者的研究显示，采用隔离肢体灌注治疗后，患者保肢率高达81%。316例移行转移的恶性黑色素瘤患者，接受了美法仑为代表的隔离肢体灌注后，肿瘤缓解率达75%，完全缓解率达33%。

2. 隔离肢体输注 肢体的动脉和静脉采用高流量导管建立经皮通路，在肢体近端使用充气止血带以隔离肢体。

二、介入治疗

中国是肝癌的高发国家，发病时超过80%的患者是中晚期，超过50%的中晚期患者接

笔记

受肝介入治疗。原发性肝癌肝动脉介入治疗方式包括肝动脉化疗栓塞、肝动脉放射栓塞和肝动脉灌注化疗。

（一）肝动脉化疗栓塞（transcatheter arterial chemoembolization，TACE）

中国肝癌分期（China liver cancer staging，CNLC）和《中国肝细胞癌经动脉化疗栓塞治疗临床实践指南》中提出了对中晚期肝癌TACE的绝对禁忌证和相对禁忌证。常规TACE（conventional-TACE，c-TACE）常用的栓塞剂有带有化疗药物的碘油乳剂与标准化明胶海绵微粒、空白微球、聚乙烯醇颗粒等。药物洗脱微球是一种新型的栓塞剂，可以加载化疗药物进行TACE（drug eluting beads-TACE，DEB-TACE）。Meta分析发现，相对于c-TACE治疗，DEB-TACE治疗患者的两年生存率和五年生存率有一定的提升，但尚不具有统计学差异。

（二）肝动脉放射栓塞（transcatheter arterial radioembolization，TARE）

TARE是将放射性微球通过肝动脉选择性注射到肿瘤的血管内，治疗肝恶性肿瘤。一项随机多中心的Ⅲ期临床研究发现，索拉非尼对比单次TARE放射性同位素钇^{90}微球治疗，钇^{90}微球组的肝肿瘤缓解率明显提高，严重不良反应发生率更低，但是两组总体疾病控制率相仿。

（三）肝动脉灌注化疗（hepatic artery infusion chemotherapy，HAIC）

HAIC是将化疗药物通过肝动脉直接输入肝肿瘤供血血管中的治疗方法。2021年报道的一项Ⅲ期临床研究中，HAIC采用FOLFOX方案对比索拉非尼一线治疗晚期肝细胞肝癌，HAIC组具有生存和疗效提升的优势。另一项HAIC新辅助治疗肝癌的多中心随机对照临床研究的中期分析显示，对比单纯手术，采用FOLFOX方案HAIC新辅助治疗后可减少微血管侵犯，能够改善巴塞罗那分期B期和C期肝癌患者的预后。

三、消融治疗

消融治疗是指用物理或者化学方法，直接毁损肿瘤的局部介入治疗技术，包括物理消融（射频消融、微波消融、激光、聚焦超声、氩氦刀、纳米刀等）、化学消融（无水乙醇、冰醋酸、热盐水、热蒸馏水等）。治疗途径分为经皮、腹腔镜、内镜或开放性手术，通常在CT、磁共振或者超声引导下进行。

射频消融治疗是原发性肝癌的重要治疗手段。适用于无法手术切除，或者有手术禁忌的早期、中期肝癌，也广泛应用于肺、甲状腺、肾上腺、淋巴结等部位肿瘤的治疗。

消融技术的革新在于不断改进消融设备的不足，随着三维影像技术、图像融合技术、虚拟现实（VR）导航技术、机器人技术等的不断发展，将来在肝癌领域与TACE、放疗、靶向治疗、免疫治疗相结合，会进一步提升疗效、延长患者的生存期。

笔记

四、光疗

（一）光动力疗法（photo dynamic therapy，PDT）

PDT的原理是使机体组织细胞摄取某些化学药剂（称为光敏剂），组织暴露于特定波长的光照下，光照引起Ⅱ型光氧化细胞内反应，使分子氧转化为单态活性氧（reactive oxygen species，ROS）。过量的细胞内ROS可导致细胞死亡，进而导致组织坏死。光动力治疗的三要素：光、光敏剂和氧气。

光敏剂可被大多数组织吸收，且肿瘤组织会选择性地保留较高浓度的光敏剂。研究发现，注射光敏剂后48小时，其在肿瘤组织与非肿瘤组织中的含量约为2∶1，照射后数小时内开始出现毛细血管损伤和肿瘤坏死，几日后产生组织破坏的最大临床效应。目前PDT可以应用于皮肤、气管、食管、胃、胆道、膀胱等部位肿瘤的治疗。

（二）光照疗法

光照疗法通常使用中波紫外线（ultraviolet B，UVB）或长波紫外线（ultraviolet A，UVA）照射皮肤或者黏膜病损处起到治疗作用。

蕈样肉芽肿（mycosis fungoides，MF）淋巴结外T细胞来源的惰性非霍奇金淋巴瘤，主要发生于皮肤，但最终可以累及淋巴结、血液系统和内脏器官。早期（ⅠA～ⅡA期）疾病表现为丘疹、斑片或斑块，即使有淋巴结受累其程度也有限，并且常常无内脏受累。一般使用UVB治疗斑片状皮损，而UVA仅用于治疗较厚的斑片或斑块状皮损。一篇Meta分析纳入了7项观察性研究，共包括778例ⅠA～ⅡA期的MF患者，527例患者接受了UVA治疗，251例患者接受了UVB治疗，结果显示2组中达到任何缓解类型（完全缓解或部分缓解）的患者数量占比相近（分别为91%和88%）。

第二节　肿瘤营养支持治疗

2020年《中国常见恶性肿瘤患者营养状况调查》显示，肿瘤患者营养不良的发生率远高于其他疾病。严重的营养不良未得到及时治疗是肿瘤患者预后差的重要原因之一。肿瘤细胞的代谢过程与正常细胞相比具有显著的异质性，且不同瘤种间区别较大。因此，对于肿瘤患者的营养支持治疗应“个体化”“精准化”。然而，一直以来，营养支持治疗并未得到临床医生的重视。为什么要进行营养支持治疗（Why）？什么样的人需要营养支持治疗（Who）？什么时候进行营养支持治疗（When）？通过什么途径进行营养支持治疗（Where）？以什么方式进行营养支持治疗（What）？深入了解肿瘤营养支持治疗的“5W”问题，认识营养支持治疗在肿瘤发生发展中的重要作用，认可营养支持治疗是肿瘤精准治疗中不可缺少的一部分。

笔记

一、为什么要进行营养支持治疗（Why）

从新发病例数、死亡人数来讲，全球和中国的癌症负担都在逐渐加重。不仅有肿瘤本身的作用，患者自身营养状况也起到了相当重要的作用。根据2019年美国国家癌症研究所的数据统计，30%以上的肿瘤患者存在营养不良，有20%左右的肿瘤患者直接因营养不良而死亡。随着肿瘤的进展和各种治疗手段的开展，不论是手术，还是放疗、化疗，或者同步放化疗，都伴随着许多患者逐渐出现营养不良。在肿瘤的终末期，85%以上的患者可能合并营养不良。癌症患者营养不良的原因及发生机制很复杂，涉及癌症本身和抗肿瘤治疗。目前普遍认为，癌症患者的营养不良主要与患者食欲缺乏、机体代谢异常、肿瘤因子的作用、抗肿瘤治疗影响等因素有关。众多因素可能同时或相继作用，导致癌症患者营养不良的发生和发展。

（一）癌症与营养不良

营养素摄入不足是癌症患者营养不良的主要原因，而食欲缺乏则是癌症患者营养素摄入不足的主要原因。

正常情况下，能量摄入由下丘脑整合外周信号决定，这些信号传递肥胖状态、消化过程和代谢特征信息。其中一些信号分子，包括脂肪细胞来源的瘦素、十二指肠来源的胆囊收缩素和肠源性肽 YY，抑制能量的摄入。其他信号能刺激能量摄入，包括胰腺来源的胰岛素和胃来源的胃促生长素。

在癌症过程中，营养不良的主要原因如下。

1. 肿瘤－宿主　免疫相互作用可影响下丘脑神经化学，激活弓状核处的POMC/CART神经元，可能通过5-羟色胺的合成和释放产生饱腹感并减少食物摄取。

2. 细胞因子　可能抑制调节食欲和能量摄入的 NPY/AgRP 神经元。心理因素（压抑、焦虑）和肿瘤疼痛等也可影响食欲及进食习惯。

3. 肿瘤生长　胃肠道机械性梗阻、胃排空延迟、消化吸收障碍、体液异常丢失等均可导致摄食减少。

4. 其他重要原因　包括营养素代谢异常和肿瘤消耗。肿瘤细胞产生促炎细胞因子、促分解代谢因子；肿瘤细胞生长产生的微环境导致炎症反应；宿主针对肿瘤作出的免疫应答等因素导致机体处于高分解代谢状态。这样的状态影响营养素代谢发生变化，或加重其异常代谢，如能量消耗增加、碳水化合物代谢异常（无氧酵解增加）、蛋白质转换率增加、内脏蛋白质消耗、血浆氨基酸谱异常、体重下降、脂肪分解和脂肪酸氧化增加，以及水、电解质失衡等。

（二）抗肿瘤治疗与营养不良

肿瘤的非手术治疗主要是化疗和放疗。

1. 化疗与营养不良　化疗会带来不同程度的胃肠道反应，使患者的营养摄入减少或营养丢失增多，而营养状况不佳又会进一步影响化疗的效果。营养状况好的患者，可以按计划完成全部化疗周期，抗肿瘤治疗的效果会更好；但如果合并营养不良，有可能无法按

笔记

计划完成化疗，整体抗肿瘤的效果就会受影响，并且会出现并发症。抗肿瘤治疗和营养不良互为因果，造成恶性循环。

墨西哥学者卡拉-桑切斯曾进行一项回顾性研究，调查了2008年1月至2010年7月在麦迪卡大学医院肿瘤中心接受化疗的191名癌症患者，研究发现超过63%的患者在化疗前6个月内出现了不同程度的体重下降，与肿瘤类型密切相关。其中，妇科和消化道肿瘤患者在治疗前6个月内体重下降的发生率较高（分别为91%和77%），而血液肿瘤、结肠癌、乳腺癌患者体重减轻相对较少。乳腺是浅表器官，不影响营养的摄入消化和吸收，故化疗前出现营养不良和体重下降的发生率低。而食物的摄入、消化和绝大部分吸收都是在上消化道和小肠完成的，所以结肠癌对体重的影响也不太大。化疗后，癌症患者体重减轻的情况更加明显，例如，非结直肠消化道肿瘤患者在2个化疗周期之后往往出现体重减轻10%以上，且所有患者最常见的消化道症状是恶心（59.6%）和食欲缺乏（46%）。

化疗药物主要作用于如胃肠道黏膜细胞等增殖较快的组织，消化道毒性反应在用药后数小时内即可出现。包括药物的直接刺激、经血液循环对黏膜干细胞和再生潜能细胞及组织细胞的破坏和非自主神经系统引起。常见的消化道毒性反应一般有口腔炎、味觉和嗅觉的变化、吞咽困难、腹痛、便秘、腹泻、恶心、呕吐和黏膜炎等。欧姆林等人调查了连续在营养-疲劳门诊就诊的52名癌症患者，发现5个最常见的影响营养状态的症状是味觉和嗅觉改变（27%）、便秘（19%）、腹痛（14%）、吞咽困难（12%）和上腹痛（10%）。而味觉改变是影响食欲和摄入的重要因素。

由于营养不良，患者血浆蛋白水平降低，对化疗药物的吸收、分布、代谢及排泄均产生障碍，明显影响了化疗药物的药代动力学，导致化疗药物的毒性明显增加，机体耐受性下降，对抗肿瘤治疗的效果也有明显影响。另外，许多肿瘤患者是在手术后或长期处于身体虚弱的条件下反复、多次地接受化疗，这必然会加重机体营养不良，导致机体免疫力下降，严重影响患者的预后和生活质量，并使得各种化疗相关的并发症和病死率明显升高。尤其是晚期肿瘤患者，营养不良加重，化疗不良反应明显，对化疗的耐受性变得更差，应用化疗药物剂量减少，化疗次数减少，整体获益也就更少，生存期更短。2016年美国一项前瞻性研究提示，184名接受一线化疗方案的4期消化道恶性肿瘤患者中，存在中重度营养不良（主观全面评定法即SGA，B/C级）的患者有57人，占31%，整体生存期比营养状态良好的患者缩短8.5个月。对于晚期肿瘤患者，化疗后体重下降的速度和程度可以作为判断生存期的指标之一。晚期胃癌接受姑息性化疗的患者，如果一个化疗周期后体重减轻超过3%，其总体生存期中位数明显更短（缩短约6.6个月）。

2. 放疗与营养不良 放疗已成为肿瘤综合性治疗的主要组成部分之一，每年有60%～80%的肿瘤患者需要接受放疗。肠道肿瘤尤其是直肠癌，放疗已具有不可替代的作用。同化疗一样，肠上皮细胞对射线极为敏感，因此，当放化疗联合应用时，对肠黏膜上皮细胞的毒性作用明显增强，使胃肠道症状进一步加重。5%～10%的患者甚至可出现更严重的胃肠道并发症，如胃肠黏膜炎症、出血、穿孔、肠梗阻、肠瘘和肿瘤复发等。这些并发症可进一步加重营养不良，使患者对感染的易感性增加，非计划性治疗中断。

二、什么样的人需要接受营养支持治疗（Who）

并非所有肿瘤患者都需要营养支持治疗，或者说肿瘤患者并非在所有时期都需要接受营养支持治疗。因此，要用简单的方法将需要营养支持治疗的患者甄别出来，进行全面评估并制订合理的营养支持治疗策略，称为营养筛查。

不同国家和地区有很多总结成形、可供使用的营养筛查工具。应用筛查通常需明确以下几方面的问题：①患者近期的膳食摄入情况。②患者近期体重变化情况。③患者的体重指数（body mass index，BMI）。④患者近期是否存在疾病或其他导致营养不良的危险因素。

营养状态的筛查可通过营养筛查量表来完成。

（一）营养风险筛查

国内不同的营养和肿瘤相关学术组织都推荐采用“营养风险筛查2002”（nutritional risk screening 2002，NRS-2002），这个量表是由欧洲临床营养与代谢学会（European Society for Clinical Nutrition and Metabolism，ESPEN）在2003年推荐使用的，目前已被广泛应用。中华医学会肠外肠内营养学分会（Chinese Society of Parenteral and Enteral Nutrition，CSPEN）2006年率先在国内的营养支持指南中推荐其作为住院患者营养风险筛查量表，近十余年先后被多个学术组织采纳并推荐应用。此量表分为2个步骤。

1. 第一步——初步营养风险筛查　见表5-2-1。

表5-2-1　初步营养风险筛查

筛查项目	是	否
BMI＜20.5		
患者在过去3个月有体重下降吗		
患者在过去1周内有摄食减少吗		
患者有严重疾病吗，如进入过重症监护治疗病房（intensive care unit，ICU）进行治疗		

注：如果以上任一问题回答“是”，则直接进入第二步——再次营养风险筛查；如果所有的问题回答“否”，应每周重复调查1次。

2. 第二步——再次营养风险筛查　见表5-2-2。

表5-2-2　再次营养风险筛查

评分内容	评分分值			
	0分	1分	2分	3分
营养状态受损评分（0～3分）	BMI≥18.5kg/m²	—	—	BMI＜18.5kg/m²，伴一般临床状况差
	近1～3个月内体重无下降	近3个月内体重下降＞5%	近2个月内体重下降＞5%	近1个月内体重下降＞5%或近3个月内体重下降＞15%
	近1周进食量无变化	近1周进食量减少25%～50%	近1周进食量减少51%～75%	近1周进食量减少76%以上

笔记

续 表

评分内容	评分分值			
	0分	1分	2分	3分
疾病严重程度评分（0～3分）	—	髋关节骨折、慢性疾病急性发作或有并发症、肝硬化、慢性阻塞性肺疾病、血液透析、糖尿病、一般肿瘤患者	腹部大手术、脑卒中、重度肺炎、血液恶性肿瘤	颅脑损伤、骨髓移植，APACHE评分＞10分的ICU患者
年龄评分（0～1分）	18～69岁	70岁及以上	—	—

注：每项评分内容的最后得分为该项最高评分分值，临床营养筛查总分（0～7分）为上述3项评分相加之和。APACHE Ⅱ评分由急性生理评分、年龄评分及慢性健康评分构成。分值越高，表示病情越重，预后越差，病死率越高。

超过70岁者总分加1分（即年龄调整后总分值）；NRS-2002总分计算方法为3项评分相加，即疾病严重程度评分＋营养状态受损评分＋年龄评分。总分≥3分，患者处于营养风险，开始制订营养支持治疗计划；总分＜3分，每周复查营养风险筛查。目前也有指南和卫生行业标准建议仅采用第二步，直接进行筛查，可以节省时间和人力，更加简便。

（二）主观全面评定法

中国临床肿瘤学会（Chinese Society of Clinical Oncology，CSCO）和抗癌协会的营养指南，还推荐应用患者自主的主观全面评定法（patient-generated subjective global assessment，PG-SGA）来作为癌症患者营养评估的工具量表。

主观全面评定法（subjective global assessment，SGA）是由美国肠外肠内营养学会（American Society for Parenteral and Enteral Nutrition，ASPEN）推荐的营养状况评估工具，其评估项目包括详细的病史与人体测量指标。病史主要包括5个方面：体重变化、进食情况的变化、胃肠道症状、运动能力的改变、疾病状态下的代谢需求。人体测量指标包括3个方面：皮下脂肪的丢失、肌肉的消耗、水肿/腹水的评估。每一方面都可以按照从轻到重分为A、B、C 3个等级，总体评估结果以3个等级中数量最多的为准，即A为营养良好、B为轻至中度营养不良、C为重度营养不良。

PG-SGA（表5-2-3）是在SGA的基础上发展起来的，最先由美国奥特瑞于1994年提出，是专门为肿瘤患者设计的营养状况评估方法，由患者自我评估部分及医务人员评估部分组成，具体内容包括体重、摄食情况、症状、活动和身体功能、疾病与营养需求的关系、代谢方面的需要、体格检查等7个方面，前4个方面由患者自己评估，后3个方面由医务人员评估，总体评估包括定性评估及定量评估2种。定性评估结果与SGA一样分为3个等级，而定量评估则将每一个评估细则赋予相应的分值，最终计算总分进行评级。具体量表如下。

表5-2-3　患者自主的主观全面评定法（PG-SGA）

☞笔记

第一部分　患者自我评估部分（评分A） 评分A＝体重评分＋进食评分＋症状评分＋活动和身体功能评分	
1. 身高/体重评分表（评分标准见表5-2-4） 目前我的身高约为_____cm 目前我的体重是_____kg 1个月前我的体重是_____kg 6个月前我的体重是_____kg 在过去的2周，我的体重：减轻☐　没变化☐　增加☐ 本项计分：_____	
2. 进食评分表	
在过去1个月内，我的进食情况与平时相比	
没变化	0分
比以往多	0分
比以往少	1分
我目前进食	
正常进食，但比正常情况少	1分
软饭	2分
流食	3分
只能进食营养制剂	3分
几乎吃不下什么	4分
只能通过管饲进食或静脉管	0分
本项计分（两项得分相加）：_____	
3. 症状评分表	
近2周来，我有以下的问题，影响我摄入足够的饮食（累积计分）	
吃饭没有问题	0分
恶心	1分
便秘	1分
口腔溃疡	2分
感觉食物没味，变味	1分
吞咽困难	2分
没有食欲，不想吃	3分
呕吐	3分
腹泻	3分
口干	1分
食物气味不好	1分
一会儿就吃饱胀了	1分
疼痛_____（部位）	3分
其他_____（如抑郁、经济问题、牙齿问题）	1分
本项计分：_____	
4. 活动和身体功能评分表	
在过去1个月，我的活动	
正常，无限制	0分
不像往常，但还能起床进行轻微活动	1分
多数时候不想起床活动，但卧床或坐在椅子上时间不超过半天	2分
几乎干不了什么，一天大多数都卧床或坐在椅子上	3分
几乎完全卧床，无法起床	3分
本项计分：_____	

笔记

1～4的合计评分（评分A）：__________
第二部分　医务人员评价部分
5．评分B：疾病及年龄与营养需求的评分表（评分标准见表5-2-5） 所有相关诊断（详细说明）：_____________ 原发疾病的分期：Ⅰ期；Ⅱ期；Ⅲ期；Ⅳ期；其他 年龄_____岁 本项计分：_____
6．评分C：代谢应激评分表（评分标准见表5-2-6） 无应激　□　低度应激　□　中度应激　□　重度应激　□ 本项计分：_____
7．评分D：体格检查评分表（评分标准见表5-2-7） 本项计分：_____
4～7的合计评分（评分B＋评分C＋评分D）：__________

注：根据PG-SGA总评分确定相应的营养支持治疗措施，其中包括对患者及家属的教育指导、针对症状的治疗手段（如药物干预、恰当的营养支持）。

营养支持的推荐方案如下：

0～1分　无须干预，常规定期进行营养状况评分。

2～3分　有营养师、护士或临床医生对患者及家属的教育指导，并针对症状和实验室检查进行恰当的药物干预。

4～8分　需要营养支持治疗及针对症状的治疗手段。

≥9分　迫切需要改善症状的治疗措施和恰当的营养支持。

表5-2-4　体重下降的评分标准

1个月内体重下降	6个月内体重下降	分数
≥10%	≥20%	4
5.0%～9.9%	10.0%～19.9%	3
3.0%～4.9%	6.0%～9.9%	2
2.0%～2.9%	2.0%～5.9%	1
0～1.9%	0～1.9%	0

注：使用1个月内体重变化数据进行评分，若无此数据则使用6个月内体重变化的数据。若过去2周内有体重丢失则额外增加1分，体重无变化或增加不计分。

表5-2-5　疾病及年龄和营养的关系评分标准

疾病	分数
癌症	1
艾滋病	1
肺性或心脏恶病质	1
压疮、开放性伤口或肠瘘	1
创伤	1

注：年龄≥65岁计1分。

☞笔记

表5-2-6　代谢应激状态的评分标准（医务人员评估）

应激状态	无（0分）	低度（1分）	中度（2分）	重度（3分）
发热	无	37.2～38.3℃	38.3～38.8℃	＞38.8℃
发热持续时间	无	＜72小时	72小时	＞72小时
糖皮质激素用量（泼尼松每日用量）	无	＜10mg	10～30mg	＞30mg

表5-2-7　体格检查评分标准（医务人员评估）

项目	正常（0分）	轻度（1分）	中度（2分）	重度（3分）
脂肪 眼窝脂肪垫 三头肌皮褶厚度 肋下脂肪				
肌肉 颞肌 肩背部 胸腹部 四肢				
体液 踝部水肿 骶部水肿 腹水				

PG-SGA的定性评价见表5-2-8。

表5-2-8　PG-SGA定性评价

	营养良好	可疑或中度营养不良	严重营养不良
体重	无丢失或近期增加	1个月内丢失≤5%（或6个月≤10%）或不稳定或不增加	1个月内＞5%（或6个月＞10%）或不稳定或不增加
营养摄入	无不足或近期明显改善	确切的摄入减少	严重摄入不足
营养相关的症状	无或近期明显改善，摄入充分	存在营养相关的症状	存在营养相关的症状
功能	无不足或近期明显改善	中度功能减退或近期加重	严重功能减退或近期明显加重
体格检查	无消耗或慢性消耗但近期有临床改善	轻～中度皮下脂肪和肌肉消耗	明显营养不良体征，如严重的皮下组织消耗、水肿

PG-SGA定性评价与定量评价的关系见表5-2-9。

笔记

表5-2-9 PG-SGA定性评价与定量评价的关系

等级	定性评价	定量评价
A级	营养良好	0～1分
B级	可疑或中度营养不良	2～8分
C级	重度营养不良	≥9分

（三）恶病质状态评估

在常规营养评估之外，癌症患者的恶病质状态也需要通过一定评估手段和标准及时识别或诊断。恶病质（cachexia）在晚期癌症患者中较为常见，是一种多因素综合征，其主要特征是骨骼肌量持续减少（伴或不伴脂肪量丢失），常规营养支持无法完全逆转，并可导致进行性功能障碍。病理生理学特征是由摄食量减少和代谢异常等不同组合驱动的负蛋白质和能量平衡。合并恶病质的癌症患者由于骨骼肌减少，造成体力不支，更容易疲劳，身体衰弱，免疫功能下降，对抗肿瘤治疗耐受性降低，感染风险增加，并且与消化道肿瘤术后的感染和延迟恢复密切相关。由于整体生活水平的提高，超重/肥胖人群基数增加，很多癌症患者虽然有体重减轻和骨骼肌减少，但实际体重仍处于超重或肥胖状态，这就使得肌肉减少和恶病质具有一定的隐匿性，不易识别。因此，除了体重、BMI以外，还应关注患者的体成分变化，从而了解机体的瘦体质量（主要由骨骼肌构成）变化，以及是否存在明显减少。

体成分检测的方法主要有CT、MRI、双能X线吸收法（dual-energy X-ray absorptiometry，DEXA）和生物电阻抗分析法（bioimpedance analysis，BIA）等。由于CT、MRI、DEXA均为放射学检查，存在一定风险，且检测时间长、经济负担偏高，多用于临床研究。BIA由于无创、简便、费用低廉，成为目前临床测量人体成分分析的常用技术。它的原理是基于身体不同组分导电率不同而进行区分的。含有较多水分和电解质的组织导电性更好，而含脂肪、空气和骨骼组织是不良导电体。该方法可以反映患者细胞外液和总体水，以及脂肪组织和去脂组织的比例与含量。一项接受姑息性治疗的晚期胰腺癌患者的研究发现，少肌型肥胖患者比单纯超重/肥胖患者中位生存期缩短60%以上（55天*vs* 148天）。瘦体质量减少，尤其是进展为恶病质状态，是影响晚期癌症患者生活质量且可以用于判断预后的指标之一。2011年，恶病质定义与分类国际专家共识提出了恶病质的诊断标准：即过去6个月体重减轻＞5%（非单纯性饥饿）；或BMI＜20以及任何程度的体重减轻＞2%；或四肢骨骼肌指数与肌肉减少症一致（男性＜7.26 kg/m^2；女性＜5.45 kg/m^2），以及任何程度的体重减轻＞2%。

三、营养支持的时机（When）

根据营养筛查结果判断出需要营养支持治疗的肿瘤患者后，应尽早开始营养支持治疗。不同研究证实，早期营养支持有利于患者的整体预后。癌症患者的营养支持治疗可以遵循五阶梯模式（图5-2-1），在每一阶梯的干预措施开展后进行监测和评估，如果干预后仍不能满足60%营养需要目标，且持续3～5天，应进行下一阶梯的干预。

笔记

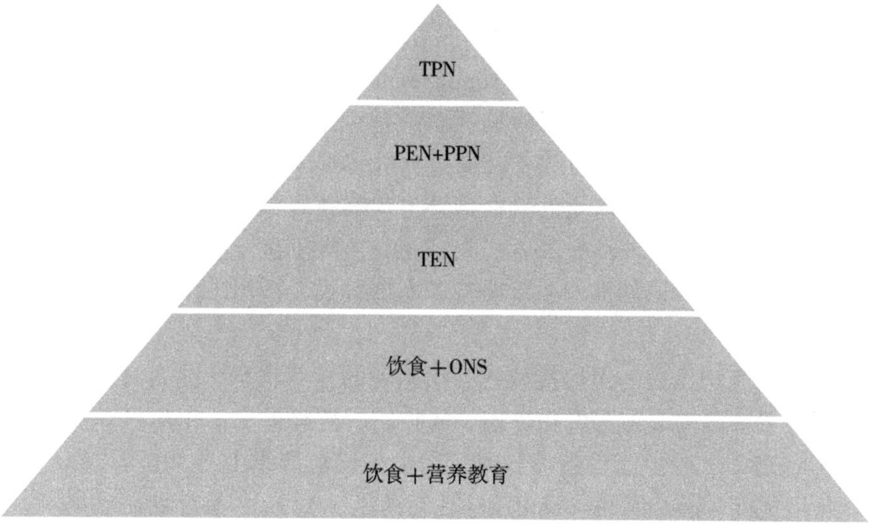

图5-2-1　营养不良患者营养支持治疗五阶梯模式图

注：口服营养补充，Oral Nutritional Supplements，ONS；全肠内营养，Total Enteral Nutrition，TEN；部分肠内营养，Partial Enteral Nutrition，PEN；部分肠外营养，Partial Parenteral Nutrition，PPN；全肠外营养，Total Parenteral Nutrition，TPN。

饮食＋营养教育是肿瘤营养不良/风险患者（不能经口摄食的患者除外）首选的治疗方法，经济、实用、有效，是所有营养不良治疗的基础。轻度营养不良患者使用第一阶梯治疗即可能完全治愈。营养教育包括营养咨询、饮食指导及饮食调整。

需要评估患者的食欲、饱腹感和膳食摄入量。对于食欲评估，可以采用简易刻度法评估，按照0～10分的刻度，由患者自评，0分为没有任何食欲，10分为食欲最好。饱腹感也可采用类似的评估方法，0分为完全没吃，10分为吃得最饱。膳食摄入量则可以采用24小时膳食回顾或采用3天饮食记录法来评估，后者不仅可以评估摄入量，还可以了解患者的膳食结构是否合理，以及饮食喜好。根据这些评估结果，结合患者的家庭、社会、文化、宗教信仰、经济状况，了解疾病的病理生理、治疗情况及其对饮食和营养的影响，在此基础上，提出有针对性的、个体化的营养宣教、饮食指导及饮食调整建议，如调整饮食结构、增加饮食频次、优化食物加工制作、改善就餐环境等。

四、营养支持的场所与途径（Where）

（一）营养支持的场所

以往认为营养支持或营养支持治疗，属于医疗手段，必须在医院进行。但其实院外条件下也可进行营养支持，如养老院、康复机构或居家环境等，尤以家庭肠内营养最为可行。

（二）营养支持的途径

营养支持治疗的途径有经胃肠道和胃肠外2种。经胃肠道给予营养支持（即肠内营

笔记

养），可以根据是否能自主经口摄入，选择口服营养补充或肠内管饲；胃肠外给予营养支持（即肠外营养），主要是经不同的静脉途径输注营养液。

1. 肠内营养（enteral nutrition，EN）

（1）口服营养补充（oral nutritional supplements，ONS）：各国营养学会在相关指南中都指出，对于存在营养不良或营养风险的肿瘤患者，如果经口进食无法满足机体的营养需求，只要患者胃肠道功能正常，首先推荐通过营养咨询来增加经口进食。对于可以经口进食，但进食不足，而且经过个体化的饮食指导与营养教育，仍无法维持充足营养摄入的癌症患者，应考虑采用口服营养补充的方式来补充其摄入不足，满足日常营养需求。这种方式也是不同营养指南和共识都推荐的首选营养支持方式，适用于癌症患者、老年人或其他营养不良患者。

不同的临床研究均显示，ONS能改善肿瘤患者的营养状态，提高对放疗、化疗的耐受性，改善生活质量。国内多项胃癌化疗相关的临床研究都提示，ONS可以缓解患者体重下降、改善营养状态（试验组前白蛋白和白蛋白水平比对照组上升30%以上）、减少化疗不良反应（试验组重度骨髓抑制和胃肠道反应比对照组少50%），按计划完成化疗率更高。

（2）肠内管饲：当肿瘤患者无法经口进食或ONS无法满足机体营养需求时，可以通过管路采用人工喂养的方式，进行肠内营养支持。EN管饲途径按照入路区分为经鼻管饲和经皮造瘘，按照导管前端可分为经胃喂养和幽门后喂养。

可以根据疾病情况、喂养时间长短、患者精神状态及胃肠道功能合理选择管饲途径。鼻胃管更符合生理情况，置管技术简单，方便早期开始营养支持，绝大多数患者都能耐受，对于短期肠内管饲（4～6周）或初始开始EN管饲，均可首选鼻胃管。当患者存在胃潴留、幽门狭窄/梗阻、十二指肠淤滞（如肠系膜上动脉综合征）或反流误吸风险增高时，可以使用鼻小肠管，经幽门后途径喂养。但鼻小肠管置管技术难度更高，对操作者的水平有一定要求，可能由于置管延迟而影响EN使用。无论是鼻胃管还是鼻小肠管，都适合短期应用，长期留置可能会引起黏膜损伤和溃疡，造成鼻黏膜糜烂、鼻窦炎、食管溃疡等，患者往往因局部疼痛加重而难以耐受持续EN。

因此，长期需要EN喂养的患者，宜采用经皮造瘘的方式植入喂养管。可在内镜、影像引导下或手术进行胃造瘘或空肠造瘘。经皮内镜下胃造瘘（percutaneous endoscopic gastrostomy，PEG）是在内镜引导及介入下，经皮穿刺放置胃造瘘管，进行胃肠内营养和/或进行胃肠减压。对于有胃潴留而肠功能相对正常，需要同时实施胃引流及空肠内营养的癌症患者，还可在PEG的基础上，经由胃造瘘管置入空肠营养管至空肠内，即PEG-J。可同时达到利用空肠营养管输注肠内营养液和利用胃造瘘管与空肠营养管之间的空隙引流胃内液体的双重功能，特别适合于胃瘫或胃输出端有梗阻的胃潴留患者。

存在以下情况时，需要在影像引导下，或是手术条件下放置造瘘管：存在上消化道完全性梗阻，内镜无法进入胃腔内；胃前壁与腹壁间有其他脏器阻隔；有腹膜炎及大量腹水者；腹腔内病变推移或牵拉胃，无法经腹壁进行胃穿刺；胃大部分切除后，残胃位于肋弓下，无法从上腹部经皮穿刺到胃；胃壁病变或腹部病变，没有合适穿刺部位；以及严重肥胖，无法找到合适穿刺部位等。

2. 肠外营养（parenteral nutrition，PN） 是指通过静脉途径将不含致热源的营养物质输入人体内，满足日常营养需求。当EN不能满足癌症患者营养需求的时候，需要加用肠外营养。如果能部分应用EN，则可使用补充性肠外营养支持（supplemental parenteral nutrition，SPN），以补足患者全部营养需求。如果完全无法经胃肠道给予营养支持，则需要全肠外营养支持（total parenteral nutrition，TPN）。短期应用PN，尤其是SPN，可以选用外周血管途径，当肠外营养液或其他液体渗透压超过900mOsm/L时，需要选择中心静脉途径，包括经外周静脉穿刺置入中心静脉导管术（peripherally inserted central catheter，PICC）、中心静脉导管（central venous catheter，CVC）、植入式静脉输液港（implantable venous access port，PORT）等。CVC一般通过颈内静脉、锁骨下静脉、颈内静脉与锁骨下静脉汇合处或股静脉等进行穿刺，将导管送到上腔静脉的中下部分或右心耳。

五、营养支持的内容与方式（What & How）

"只要胃肠道有功能且能安全使用，首选肠内营养（*If the gut works，use it*）！"这是魏尔默教授的主张，也是现今临床营养学界公认的营养理念。包括肿瘤患者在内，只要胃肠道存在功能或是部分功能，甚或是只有部分胃肠道存在功能，也要尽可能加以利用，给予肠内营养。有了适宜的途径，就需要继续选择合适的药物或制剂，制订合理的支持方案，按照计划施行，以获得营养支持的最佳效果。

（一）肠内营养

1. 口服营养补充 按照ESPEN 2006年指南的定义，ONS是指除了正常食物以外，补充经口摄入特殊医学用途配方食品（food for special medical purpose，FSMP）。换句话说，ONS是以FSMP经口服途径摄入，以补充日常饮食的不足。FSMP是指经特殊加工配制而成，且必须在医生或临床营养师指导下使用的一类特殊膳食，其目的是为了满足由于完全或部分进食受限、消化吸收障碍或代谢紊乱人群的每日营养需要，或满足由于某种医学状况或疾病而产生的对某些营养素或日常膳食的特殊需求，可以与普通食品或其他特殊膳食食品共同使用。FSMP常以粉剂或液体的形式使用，但FSMP不等于自制的食物匀浆，ONS也不等同于应用食物进行加餐。研究发现，每天通过ONS提供的能量大于400kcal才能更好地发挥ONS的作用。

2. 肠内营养制剂 指用于肠内管饲的营养类药品。随着特殊医学用途配方食品管理措施和相应标准的不断完善，临床应用FSMP的深入发展，越来越多的FSMP制剂也用于EN管饲，这两类产品在营养构成上并无本质区别，但EN制剂采用制药工艺，品控更加严格。

（1）分型：EN制剂按剂型可分为粉剂型和液体剂型，虽然存在形式不同，但各种肠内营养制剂有其共同特点：营养素较全面，各种营养素含量基本符合推荐的膳食供给量标准；营养素组成成分、比例、含量明确，便于营养素供给量的计算及使用者对其进行选择；使用方法快捷简便。

按照EN制剂中的营养成分来源与构成，可将其分为以下几类：要素型，包括氨基酸型和短肽型；非要素型（也称为整蛋白型），又分为平衡型和疾病特异型；组件型。除了最后一种，其他的EN制剂都含有人体所需的各种营养素，可以作为单一营养摄入来源，当用量充足时，可满足机体对各类营养素和能量的需求。

（2）选择合适EN制剂的方法：可从能量密度，渗透压，蛋白质存在形式、来源、含量（供能比），脂肪存在形式、来源、含量（供能比），碳水化合物存在形式、来源、含量（供能比），是否含有膳食纤维等方面考虑。

笔记

1）能量密度：标准型EN制剂是指每毫升液体提供1kcal能量，与之相对的还有高能量密度EN制剂（1.3～5.0kcal/ml）、低能量密度EN制剂（0.75～0.90kcal/ml），可以根据是否需要限制液体入量、是否需要具有饱腹感的同时使血糖水平更加平稳等情况选择不同的制剂。

2）蛋白质含量与来源：蛋白质作为氮源为机体细胞合成及各类含氮物质的合成提供原料，其来源和含量十分重要。蛋白质含量以蛋白质能量占总能量的百分比表示，标准制剂的蛋白质含量＜20%，高氮制剂的蛋白质含量≥20%。蛋白质来源包括氨基酸混合物、短肽和整蛋白。整蛋白来自于天然蛋白质和多种天然食物中提取的蛋白质分离物（如大豆分离蛋白、酪蛋白、乳清蛋白）。氨基酸和短肽主要为乳清蛋白水解成分。胃肠道解剖结构完整且消化功能正常时，可选择整蛋白型EN制剂，如果消化功能不全或胃肠道解剖结构不完整，则以要素型制剂为主要选择。

3）碳水化合物：碳水化合物作为EN制剂中的主要供能物质，其来源主要为麦芽糊精、各类谷物淀粉和木薯淀粉等，供能比例多在50%以上；仅某些肿瘤型EN制剂中供能低于35%。

4）脂肪存在形式、来源、含量（供能比）：由于长链脂肪酸中的亚油酸和α-亚麻酸属于必需脂肪酸，机体自身并不能合成，必须从外界摄取，因此EN制剂中的脂肪绝大多数以长链甘油三酯的形式存在。但长链脂肪的消化需要胆盐和胰酶参与，肝功能和/或胆囊、胰腺功能不佳时，就需要选用较低脂肪含量或提高中链脂肪比例的EN制剂，因为中链脂肪的消化需要胆盐参与较少。

5）膳食纤维：对于长期以EN制剂作为唯一营养来源的患者来说，还需要考虑膳食纤维的摄入。膳食纤维是指植物中天然存在的、提取或合成的碳水化合物的聚合物，其聚合度≥3，不能被人体小肠消化吸收，有促进人体健康的意义。膳食纤维包括纤维素、半纤维素、果胶、菊粉及其他一些膳食纤维单体成分等。EN制剂中含有膳食纤维可有如下作用：①增加粪便体积，促进排便或改善排便规律。②降低血液中总胆固醇和低密度脂蛋白胆固醇水平。③降低空腹和餐后血糖、胰岛素水平，或提高胰岛素敏感性。④为结肠发酵提供产能代谢物，或增加有益菌的数量或活性。

6）渗透压：是由液体中溶质的分子数量来决定的，分子数量越多，渗透压越高，肠道耐受性越差，越容易出现腹泻。肠腔内的渗透压与血浆渗透压接近，EN制剂渗透压越高，则肠黏膜细胞内的水分越容易移动至肠腔内，造成肠道蠕动过快，出现腹泻。EN制剂的渗透压主要与蛋白质和碳水化合物的存在形式有关。当这两者都以多聚形式存在，即蛋白质和淀粉的形式，则渗透压相对较低，其制剂渗透压可在250～350mOsm/L；当二者以小分子形式存在，即蛋白质以水解为氨基酸和/或氨基酸与短肽共存的形式，碳水化合物以葡萄糖和/或麦芽糖糊精的形式存在，则EN制剂的渗透压会大幅提高，可达到420～610mOsm/L。与之相对，脂肪对渗透压的影响非常小。

3. 常见EN制剂 临床常用肠内营养制剂的特点见表5-2-10。可以按照图5-2-2所示的流程进行合理的EN制剂选择。

表5-2-10　临床常用肠内营养制剂的特点

	肠内营养粉剂（TP）	肠内营养混悬液（TPF-FOS）	肠内营养混悬液（TPF-D）	肠内营养混悬液（TPF）	肠内营养混悬液（TPF）	肠内营养粉剂	肠内营养混悬液（TP-MCT）	肠内营养混悬液（TPF-DM）	肠内营养混悬液（SP）	短肽型肠内营养剂（SP）	肠内营养乳剂（TP）	肠内营养乳剂（TPF-D）	肠内营养乳剂（TPF-T）	肠内营养乳剂（TP-HE）	肠内营养乳剂（TPF）
适应证	有胃肠功能，需要进行营养补充患者	有胃肠功能，需补充纤维素、牛磺酸和肉碱患者	含有膳食纤维的特殊营养液体制剂，适用于血糖偏高患者	有胃肠功能或部分肠道功能，进行营养补充患者	有胃肠功能或部分肠道功能，饮食不足进行营养补充患者	存在营养不良，不能正常进食的患者	有胃肠功能，肝功能受损，不需要补充纤维素的患者	有肠道功能，高血糖患者	胃肠功能受损的患者，低脂，短肽	胃肠功能受损的患者，低脂，短肽	有胃肠功能，含MCT，不需补充纤维素的患者	有胃肠功能，高血糖患者	有胃肠功能，肿瘤专用型	有胃肠功能，需要高蛋白人群	有胃肠功能，液体受限，高代谢状态，需补充纤维素的患者
蛋白质种类	酪蛋白、大豆蛋白	酪蛋白	酪蛋白	酪蛋白	酪蛋白	酪蛋白	酪蛋白	酪蛋白	短肽	短肽	酪蛋白，大豆蛋白	酪蛋白	酪蛋白	酪蛋白	酪蛋白
蛋白质能量（%）	14%	15%	17%	16%	16%	16%	20%	17%	16%	16%	15%	15%	18%	20%	15%
脂肪种类	玉米油；富含亚油酸和亚麻酸	高油酸葵花籽油，菜籽油，MCT	高油酸植物油，MUFA占75%	植物油	植物油	植物油	植物油，含MCT 60.5%	植物油	植物油，含MCT	植物油，含MCT	含MCT	植物油	添加ω-3脂肪酸	含有20%MCT	脂肪比例1∶1∶1
脂肪能量（%）	32%	29%	49%	35%	35%	36%	30%	38.4	9%	9%	30%	32%	52%	35%	35%

☞笔记

笔记

续 表

	肠内营养粉剂（TP）	肠内营养混悬液（TPF-FOS）	肠内营养混悬液（TPF-D）	肠内营养混悬液（TPF）	肠内营养混悬液（TPF）	肠内营养粉剂	肠内营养混悬液（TP-MCT）	肠内营养混悬液（TPF-DM）	肠内营养混悬液（SP）	短肽型肠内营养剂（SP）	肠内营养乳剂（TP）	肠内营养乳剂（TPF-D）	肠内营养乳剂（TPF-T）	肠内营养乳剂（TP-HE）	肠内营养乳剂（TPF）
碳水化合物种类	麦芽糊精、玉米糖浆、蔗糖	麦芽糊精，玉米糖浆，膳食纤维，FOS	麦芽糖糊精，大豆多糖（膳食纤维来源），果糖	糊精	糊精	糊精	糊精	木薯淀粉，果糖	糊精	糊精	糊精	木薯淀粉，果糖	糊精	糊精	糊精
碳水化合物能量（%）	54%	56%	34%	49%	49%	48%	50%	44.6%	75%	75%	55%	53%	32%	45%	50%
提供热量	1800kcal	535kcal	505kcal	500kcal	750kcal	1472kcal	500kcal	375kcal	500kcal	500kcal	500kcal	450kcal/瓶	260kcal/瓶	750kcal/瓶	750kcal/瓶
纤维素	无	有，专利组合	有	有	有	无	无	有	无	无	无	有	有	无	有
乳糖	不含乳糖	不含乳糖	不含乳糖	含乳糖	含乳糖	含乳糖	含乳糖	含乳糖	含乳糖	含乳糖	含乳糖	含乳糖	含乳糖	含乳糖	含乳糖
渗透压	379mOsm/L	249mOsm/L	300mOsm/L	250mOsm/L	300mOsm/L	340mOsm/L	225mOsm/L	263mOsm/L	440mOsm/L	420mOsm/L	320mOsm/L	320mOsm/L	350mOsm/L	300mOsm/L	310mOsm/L
服用方式	口服、管饲	管饲（可口服）	管饲（可口服）	管饲	管饲	口服、管饲	管饲	管饲	管饲	管饲	管饲	管饲	管饲	管饲	管饲

注：SP，短肽型；TP，整蛋白型；TPF，整蛋白纤维型；TPF-T，肿瘤适用TPF；TPF-D，TPF-DM，糖尿病适用TPF；TPF-FOS，含低聚果糖的TPF；TP-MCT，整蛋白高MCT型；MCT，中链甘油三酯。

笔记

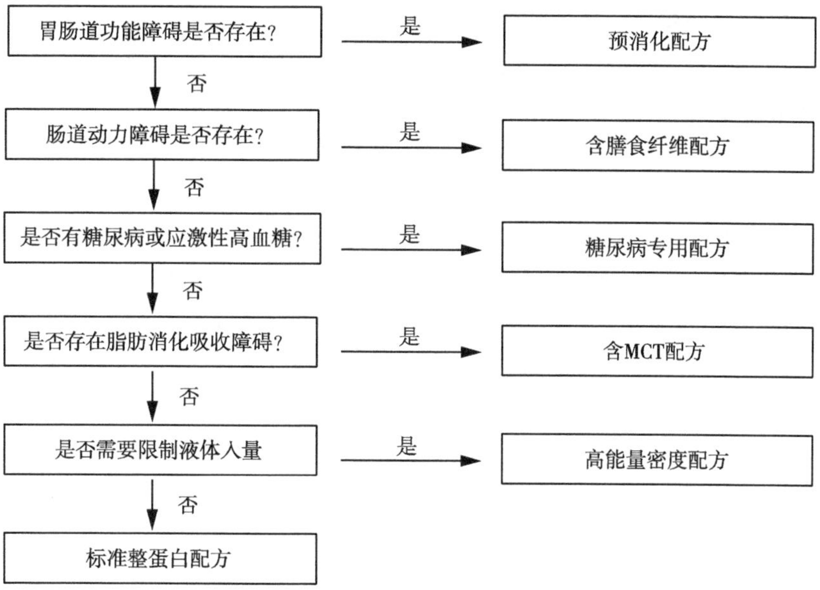

图5-2-2 肠内营养支持方式的选择流程

4. EN管饲方式 分为间歇喂养和连续喂养。

（1）间歇喂养：是指将配好的EN制剂用注射器通过喂养管缓慢地推注入胃内，每次200ml左右，每日6～8次。但易引起腹胀、腹痛、腹泻、恶心与呕吐，多数患者难以耐受，有些患者经过几天的适应亦可逐步耐受，只适合于喂养管前端在胃内的患者；对于幽门后喂养，采用此方式更容易导致肠管扩张，产生明显腹痛、腹胀等症状。

也可以采用间歇重力滴注的方式喂养，即把配好的EN制剂经重力滴注管路与EN喂养管相连，缓慢滴注，每次250～500ml（30～60分钟滴完），每日滴注4～6次。患者胃肠道功能正常或病情不严重时，多数可以耐受。

间歇喂养方式较为常用，相比连续输注，患者有较多的活动时间，并有类似正常膳食的间隔时间。

（2）连续喂养：如果EN制剂含有膳食纤维、患者胃肠功能不佳或采取幽门后喂养，则最好使用连续泵喂养的方式进行EN支持。使用输注管路连接EN喂养管，通过肠内营养泵控制速度，以获得更好的EN支持效果。通常从较低的速度开始，如30～40ml/h起，通过3～5天的时间逐渐上调泵速至100～150ml/h，每天连续应用16小时，以满足患者营养需求。如果患者胃肠功能弱，有可能需要24小时连续喂养。

EN支持是个动态的过程，需根据患者营养状况、疾病状态、代谢情况以及胃肠功能等有针对性地进行个体化的动态调整。

（二）肠外营养

当EN不能满足患者营养需求或由于胃肠功能障碍或衰竭导致无法应用EN时，则需要应用肠外营养支持。

1. 适应证 适用于肠功能障碍（衰竭、感染、手术后消化道麻痹）、完全性肠梗阻、无法经肠道给予营养（严重烧伤、多发性创伤）、高流量的小肠瘘、放化疗所致严重黏膜炎。

笔记

2. **肠外营养支持药物** 肠外营养液中包含碳水化合物、脂肪乳、氨基酸、维生素、电解质及微量元素等几十种成分，为人体提供所需的能量和各种营养物质。由于这些药物是通过静脉途径输入体内，需满足2个条件：一是不含致热源，即无抗原性，输注不会引起发热、变态反应；二是不经胃肠道消化，而直接进入血液循环，必须为可直接用于合成代谢的单体分子。如氮源的提供，就需要通过氨基酸溶液；碳水化合物的提供，则需要采用葡萄糖溶液；脂肪的提供，采用脂肪乳剂的形式。

（1）葡萄糖溶液：是肠外营养中的主要供能物质，其供能比例往往在40%～70%，临床应用的葡萄糖浓度为5%、10%、50%等，可以根据机体的能量需求和液体需要量来合理搭配选用。由于葡萄糖溶液中的溶质葡萄糖分子结合了1个水分子，因此完全氧化供能达不到食物或EN制剂中碳水化合物的相同效率，仅有3.4kcal/g。为了保证大脑的葡萄糖供给，一般每天至少要100g的葡萄糖。机体对葡萄糖的摄取和利用上限是5mg/（kg·min），因此PN中应用葡萄糖供能存在使用上限。如60kg的患者，每日PN输注时间为16小时，可以应用的葡萄糖上限为288g，一般情况每日用量在100～350g比较安全；在应用时还需要监测血糖水平，宜控制在8～10mmol/L，如既往有糖尿病或有应激性高血糖，可酌情应用胰岛素。

（2）脂肪乳剂：脂类是机体重要的能量底物和主要的能源储备。静脉用脂肪乳主要是以小肠乳糜微粒为模型发展而成，选用磷脂作为乳化剂包裹甘油三酯，将微小的油滴均匀分散在水相中构成两相体系。脂肪乳颗粒的粒径一般控制在0.4～1.0μm，颗粒表面带有−35mv的负电荷，脂肪乳颗粒之间依靠静电排斥力来维持其稳定性。当脂肪乳加入全合一PN混合液以后，多种因素可能影响其稳定性，导致油滴互相融合，粒径增大，不仅阻碍脂肪酸的有效利用，更可能发生严重不良反应，危害机体健康。

由于静脉用脂肪乳的主要成分是甘油三酯，其理化性质和代谢特性取决于各脂肪酸成分。根据碳链长度，脂肪酸可分为短链脂肪酸（＜8个碳原子）、中链脂肪酸（8～12个碳原了）和长链脂肪酸（＞12个碳原子）。根据双键数量，脂肪酸又可分为饱和脂肪酸（saturated fatty acid，SFA）、单不饱和脂肪酸（monounsaturated fatty acid，MUFA）和多不饱和脂肪酸（polyunsaturated fatty acid，PUFA），按照第一个不饱和双键的位置可分为ω-3、ω-6或ω-9脂肪酸。饱和脂肪酸无双键，单不饱和脂肪酸有1个双键，多不饱和脂肪酸有至少2个双键。不同来源脂肪酸的结构与生理作用见表5-2-11。

表5-2-11　不同来源脂肪酸的结构与生理作用

脂肪来源	脂肪酸类型		双链数量	第一个双链位置	生理作用
大豆油	长链脂肪酸	PUFA	≥2个	ω-6	代谢产物促进炎症反应
鱼油		PUFA		ω-3	代谢产物抑制炎症反应
橄榄油		MUFA	1个	ω-9	免疫干扰小
椰子油	中链脂肪酸	SFA	0个		

临床常用的脂肪乳制剂有大豆油长链脂肪乳（long chain triglyceride，LCT，C14-24），由大豆油构成；中/长链脂肪乳（medium and long chain triglyceride，MCT/LCT，C6-24），中链甘油三酯和大豆油各50%；结构脂肪乳（structured triglyceride，STG，C6-24），LCT和MCT各50%；橄榄油脂肪乳（C14-24），由80%橄榄油和20%大豆油组成；鱼油脂肪乳

（C12-24），100%鱼油组成，主要含二十五碳烯酸（EPA）和二十二碳六烯酸（DHA）；多种油脂肪乳，由30%大豆油、30%中链甘油三酯、25%橄榄油和15%鱼油组成。

由于脂肪乳的成分包括脂肪酸、磷脂和甘油，其供能效率约为9.2kcal/g，应用脂肪乳时应尽量避免单独输注，配制成全合一液体可以使营养物质得到更好地利用。

当存在以下情况时，应暂缓脂肪乳的使用：虚脱和休克；原因不明的昏迷；家族性和获得性血中脂蛋白增高；出血倾向；血栓形成；栓塞；突发性和继发性高脂血症；网状内皮系统疾病，如网状细胞瘤、霍奇金病、脾大等；糖代谢疾病，伴有或不伴有酮体增加的糖尿病；乳酸浓度增高；高胆红素血症；低钾血症；水中毒及脱水，以及过去曾被明确为禁忌输脂肪乳的患者。

（3）氨基酸：是构成机体蛋白质的基本单位，人体正常组成蛋白质的氨基酸有20种，其中有一部分体内不能合成，必须从外界获得，为必需氨基酸（essential amino acid，EAA），包括赖氨酸、色氨酸、苯丙氨酸、甲硫氨酸、苏氨酸、异亮氨酸、亮氨酸和缬氨酸。精氨酸、组氨酸是半必需氨基酸，因为在人体内这2种氨基酸能缓慢地从其他物质生成，但合成速度不足以维持机体的正常需要，还需从外界摄入，故又称为条件必需氨基酸。其他氨基酸可以在体内通过转氨基作用来合成，称为非必需氨基酸。

临床上不会通过直接输注丙种球蛋白、白蛋白、血浆、全血提供氮源，这是因为它们在体内的半衰期长，利用缓慢而不充分，并有可能诱发一些疾病。肠外营养液中最常用的氮源是结晶氨基酸。只有复方氨基酸液才能提供生理性静脉营养，是理想的氮源。它由8种必需氨基酸和5～10种非必需氨基酸按人乳、全蛋及血浆游离氨基酸的模式人工配制而成。氨基酸在体内的主要生理功能是合成人体组织蛋白，但当葡萄糖和脂肪供能不足时，也可以分解释放能量，作为人体能量来源之一。此外，还可以合成其他含氮化合物，如嘌呤、嘧啶、胆碱、肾上腺素、甲状腺素、卟啉等。

临床常用的氨基酸为平衡型氨基酸配方，含有13～20种氨基酸，包括全部必需氨基酸，必需氨基酸和非必需氨基酸的比例接近1∶1，使得蛋白质合成过程无明显限速氨基酸，各种氨基酸之间的含量比例符合国际公认的模型。这种氨基酸配方可以满足绝大多数癌症患者的PN使用，当出现一些特殊情况时，可以选用特殊配方的氨基酸制剂。如严重肝性脑病时，可应用提高支链氨基酸（亮氨酸、异亮氨酸和缬氨酸）比例的配方，以减少肝代谢负担，并竞争性抑制芳香族氨基酸进入血脑屏障的载体，减少中枢神经系统假性神经递质的产生，在一定程度上减轻肝性脑病的症状。严重肾功能不全时，可酌情选用以必需氨基酸为主的配方，减少含氮废物的产生。

（4）微营养素：包括水溶性维生素、脂溶性维生素、微量元素和电解质溶液，也是PN支持中不可或缺的组成部分，用以帮助维持水电解质平衡，补充维生素摄入不足。尤其是水溶性维生素，由于是经尿排泄，在体内没有存留，如不注意及时补充，则其缺乏会引起严重后果，例如，维生素B_1缺乏引起韦尼克脑病（Wernicke-Korsakoff综合征），造成眼外肌麻痹、共济失调和精神异常。

3. 肠外营养应用方式 为了更好地应用肠外营养，避免或减轻不良反应，应注意以下几个方面。

（1）输注方式：尽量避免单独输注或串联输注，应将全部药品按照操作规范配制成全合一混合液（total nutrient admixture，TNA）短期应用（1～2周）。患者肝肾功能正常时可以使用商业化多腔袋，即预混式PN液，并及时补充维生素与微量元素。若存在比较复杂的代谢情况或脏器功能异常，应制定个体化PN方案，并交由静脉药物配制中心（pharmacy intravenous admixture services，PIVAS）配制成TNA使用。

（2）输注途径：外周血管途径耐受渗透压不宜超过900mOsm/L，如需长期应用PN或TNA渗透压较高，应选择适宜的中心静脉途径，以确保应用安全。

（3）保证稳定性：脂肪乳的稳定性在很大程度上决定了TNA是否稳定，而脂肪乳的稳定性与其理化性质密切相关，因此为了保证TNA的稳定，应在制定PN方案时对含阳离子的电解质用量加以限制，一价阳离子（钾、钠）最高不超过150mmol/L，二价阳离子（钙、镁）不超过10mmol/L。

（4）输注时间：肠外营养液的输注时间取决于葡萄糖的总量，可根据葡萄糖的最大氧化利用率和体重计算理想的输注时间。此外，还需要考虑机体对于脂肪的廓清能力，快速输注PN或脂肪乳可能造成脂肪超载综合征，出现黄疸或无黄疸性肝脾大、贫血、白细胞计数减少、血小板减少、出血、凝血功能障碍及肝功能异常。

（5）定期监测：长期应用PN，可能造成肝损伤和肝肾功能异常，需定期监测肝肾功能、血糖、血脂及电解质水平。

癌症患者营养不良或营养风险的发生率与年龄、肿瘤类型、部位、分期、以往身体健康状况有关，一旦发生，不仅影响肿瘤治疗的临床决策，还严重影响患者的生活质量，增加并发症的发生率和死亡率。因此，应对癌症患者进行营养筛查，及时发现营养不良或营养风险，早期进行营养支持治疗，按照规范的营养诊疗思路和流程，合理、有效地提供个体化营养支持，对改善癌症患者的预后及生活质量具有积极作用。

第三节　肿瘤心理治疗——医患沟通

《黄帝内经》有云“百病生于气，医病先医心”，说明了心理治疗的巨大作用。既往众多对“安慰剂效应”的研究也证实了这一点。现代生物-心理-社会医学模式，更加强调心理治疗的重要作用。肿瘤患者由于其自身的特殊性，更需要医生对其进行生理、心理、社会特征和个人意愿全方位的支持治疗。遗憾的是，如今的临床医生不得不面对“技术至上”和“人文关怀”的艰难抉择，既往的临床实践和研究也更多关注于治疗环节的优化而缺乏对“心理层面”精准医疗的探索。

本节将心理-医学模式与精准医疗融合，阐述了医患沟通对患者心理治疗和医疗决策的重要作用。通过深入浅出的理论解析和生动翔实的实践案例，以独到的视角介绍医患沟通技巧。在医学心理-医患沟通维度上探索精准医疗的原则，践行“精准”策略下的医患沟通方式，为实现跨学科融通，推动精准医疗贡献力量。

一、医患沟通概述

（一）医患沟通的含义

《说文解字》云：“沟，水渎。广四尺，深四尺。”“通，达也。”沟通一词的基本含义是“开沟以使两水相通“。引申义是指人际间通过全方位信息交流，建立共识、分享利益并发展关系的过程。沟通，不是通常说的“交流”，也不是单纯的“技巧”，其核心内涵是：人与人相互理解、相互信任。

医患沟通不同于一般的人际沟通，它是指在医疗卫生保健工作中，通过医患双方全方位信息的多途径交流，使医患双方针对诊疗服务、健康及心理和社会等相关因素达成共识，并建立以患者为中心，以医方为主导的信任合作关系。跨越自然学科与人文学科的界限，将医学与人文相结合，以为患者提供优质的医疗服务为主旨，以促进医学科学的长足发展为目的。时至今日，医患沟通已成为医疗卫生领域的重要实践活动，也成为建立良好医患关系的基石。

（二）医患沟通的目的

1. 患者获益

（1）精准诊疗，康复身心：医患沟通是为了更好地诊断疾病。一般而言，准确的诊断需要医生尽可能多地收集与疾病相关的信息。同时在治疗过程中，因为患者病情是变化的，诊断也应是动态的，为确保正确和及时的治疗，就需要医护人员保持与患者及其家属的密切沟通，掌握准确的病情信息，不断修正、调整治疗方案。由于疾病的诊疗是一个完整而漫长的过程，“病来如山倒，病去如抽丝”，因此更需要患者及其家属的积极配合，接受医护人员的专业指导和精心照料。良好的医患沟通可以促进医患关系，增强患者及其家属战胜疾病的信心，在一定程度上能够提高治疗效果，减少并发症的发生，改善患者预后。

（2）避免纠纷，合理开支：医学作为一门探索性学科，其未知性和不可预见性导致了医疗过程中不得不面对种种不确定和潜在风险，从而催生医疗纠纷。良好的医患沟通是处理医患纠纷的最优方案。医患沟通以公平、尊重、互利的原则和方式处理、调解纠纷，避免矛盾加剧，保护患者合法合理的权益。及时告知患者及其家属真实病情，维护患者知情权，指导和帮助患者根据伤病情况和经济能力以及预后等相关因素综合判断，增强医患合作性与患者的依从性，减少不必要的开支，节约社会资源。

（3）获取知识，自我保健：患者及其家属普遍希望能从医务人员那里得到有用的医学知识和保健常识，这不仅对患者康复有益，而且对患者和亲友保健都有好处。而今，医患沟通已成为患者及其家属获取医学和保健知识最有效的途径之一。

2. 医务人员获益

（1）提高水平，发展医学：丰富的临床经验和社会阅历是优秀医务人员必备的重要条件，良好的沟通使医生接触更多的患者，不断提高技术水平，进行医疗科研探索，总结并丰富新的临床经验。同时，通过沟通引导患者积极配合实施风险性较大的治疗方案和技术，也为临床医学的进步创造了有利的条件。

（2）理解尊重，收获效益：医务人员需要获得患者和家属及社会的理解与尊重。目前很多医学难题仍在攻克中，患者应该了解和理解，并积极配合医务人员的治疗。良好的医患沟通建立起来的互相信任、真诚合作的医患关系，使患者诊疗计划更有效、更顺利地推进，也能让医务人员和医疗机构能从中不断感受尊重、体验成就、提高声誉，进而更加爱岗敬业、恪尽职守。此外，医院信誉越好，患者越多，医疗市场就越大，收入也就越高。社会效益和经济效益同步增长。

（3）减轻压力，实现自我：医务人员承受的压力来源于繁重的工作和复杂的服务对象，因此有很大的可能性出现精神心理健康问题，尤其是自我管理能力、交流沟通能力缺

笔记

乏的医务人员。当这些人群通过医患沟通的途径帮助患者减轻痛苦，提高生活质量，他们也会获得职业满足感，在执业中实现自我的价值，缓解疲劳，避免情感精力衰竭。工作中的自我实现和职业认同是保持职业激情的最好方式。

医务投诉、医疗诉讼和医闹事件频发大都由于医务人员缺乏沟通意识或沟通技巧，而非直接由医疗技术导致。患者及其家属在面对医疗纠纷时，除了希望了解伤害的原因外，更希望看到医方处理事件的积极态度。而这时，医患沟通就体现出其至关重要的作用，患者从医务人员的表情、语言、动作中可以得到满意的回应。当两方面需求同时得到满足，医疗纠纷便迎刃而解。可见，医患沟通对于降低医务人员职业倦怠，减少投诉、诉讼和医闹具有正向作用。

3. 社会获益

（1）提高效率，节约资源：医疗纠纷一旦发生，医务人员和医疗机构与患方无法建立良好的合作，患方以维权的名义，处处找“茬”，干扰正常诊疗过程，难以发挥医务人员的技术水平。然而，有效的医患沟通能提高诊断的准确率，让患者在就医的过程中少走“弯路”，省去很多不必要的检查治疗费用。间接起到了节省医疗资源、提高医疗效率的作用。

（2）回归基层，社会和谐：首先，减少医患纠纷避免矛盾激化，能提升患者的就医体验，保障医务人员的人身安全，维护正常的医疗秩序。其次，在基层开展全科医师制度是降低医疗成本的必要措施。全科医师需要在基层为常见病、多发病患者提供预防、健康指导、慢病管理追踪等服务，因此对医务人员的医患沟通能力提出了更高的要求。全科医师只有重视医患沟通、掌握沟通技能，与患者建立起信任关系，患者才会逐渐从三级医疗分层分流到基层医疗中，真正实现医疗下沉、回归基层。

医患沟通同时使医患双方受益，形成良性循环。医疗行业的从业者具备成熟且扎实的沟通技巧，一方面能够促进医学模式由生物医学模式向全人医学模式的转化；另一方面有助于解决医患间信任危机的社会问题，有效缓解医患关系的紧张状态。可见，良好的医患沟通不仅能够降低医疗成本、提高医疗效率，还有利于推动医疗体制改革、医学模式转化、缓解医患紧张关系，满足“健康中国”战略要求。

（三）无效的医患沟通

“取法其上，得乎其中；取法其中，得乎其下”，当医生不能在合适的时间地点，不能用合适的方式表达合适的内容，那么往往得到低于预期的反馈，甚至得不到反馈或得到有误的反馈。以临床实际来举例，如果一名肺癌患者病情进展，出现胸腔积液伴呼吸困难，此时医生应该去缓解患者的症状并且寻找病因，防止病情进一步恶化，而不是谈论其他事情；或者当心理素质较差的患者被告知患有恶性肿瘤时，可能出现情绪低落，在这种情况下，向患者解释病情，患者可能不理解或不相信，也不能较好地配合医生完成诊疗方案。所以医患沟通是一门值得研究的学问，要避免无效的医患沟通，医患交流知识和技能的学习需要贯穿于医学教育全程，落实在医疗服务实践中。

☞笔记

二、医患沟通技巧

（一）医患沟通注意事项

1. 做好准备

（1）物质准备：如单独的房间、水杯、座椅、纸巾等。

（2）精神准备：不要在双方精神疲惫或者情绪不稳定的情况下进行沟通。

（3）了解沟通对象：如疾病、家庭背景、家庭成员组成、信仰等。

2. 医生要多听患者所说的话，了解其病情和需求。

3. 站在患者及其家属的立场去解释病情和提供下一步治疗方案。

4. 不对患者或家属的行为给予道德方面的评价。

5. 患者家属多，或者需要多方共同沟通时，建议召开家庭会议或选出家庭代表。

6. 作出总结，让谈话的结果可以达成共识。

7. 预想可能出现的问题。

（二）言语技巧

1. 沟通方式

（1）耐心倾听患者诉说：医生必须尽可能耐心、专心和关心地倾听患者并有所反应。患者常担心医生未完全了解他的病情而不能作出正确的诊断和治疗。当医务人员耐心听取患者及其家属的倾诉时，不仅能疏解他们的不良情绪和心理压力，也能对治疗产生积极影响，并且可以建立更加信任的医患关系。总之，医生不要干扰患者对身体症状和内心痛苦的诉说，尤其是不要武断、突然地打断患者说话。

（2）有效提问：语言精练、准确是必要的，同时主要采用"开放式"谈话方式，适时采用"封闭式"谈话，避免"审问式"提问。医务人员采用"开放式"提问，可诱导患者说出自己的观点、想法和感受，回答范围广泛，全面了解患者真实的思想情感，如"这次发病是什么原因？"这样使患者有较大的自主权，同时帮助医务人员获取大量信息；"封闭式"提问便于医务人员对关键信息有较肯定的答案，有利于疾病的鉴别诊断。

（3）关注患者情绪变化：不少患者由于长期受病痛的困扰，可能会出现心理精神方面的问题，因此，医生在诊疗过程中要注意留意患者的情绪变化，通过共情的方式，多使用保护性语言，如安慰、鼓励、劝说、积极的暗示性语言；避免使用伤害性语言，不要责备患者和家属，如"你早干嘛去了""太晚了，都被你耽误了"等。必要时，多和家属沟通，取得理解和帮助。

（4）使用通俗易懂的语言：医生要注意了解患者的文化水平和受教育程度，尽可能避免使用患者不懂的专业术语，用日常生活中的事情进行比喻，让患者和家属能明白自己的疾病和病情。

（5）负面消息的告知要逐步进行：负面消息的告知是肿瘤科医生最常进行的沟通。当医生告知患者及家属坏消息时，可先进行铺垫，让患者意识到有可能是不好的消息，提前做好心理建设，如"你先坐下，我们今天要谈的事情比较重要"，或者"目前我们的检查都

笔记

完成了，我需要告诉你结果了，你先坐下”等；然后再说“这是一个不好的消息，您肺上的结节是恶性的，但如果没有转移，分期早，可以手术切除”。如后期检查结果显示不能手术，医生可再次跟患者及家属沟通“虽然不能手术，但还有其他治疗方案，如靶向治疗和免疫治疗”。最为重要的是，当患者及家属接收了这个坏消息后，医生还要给患者及家属一些希望，如“但是”后面的话。

（6）适时“妥协”：我们对于沟通的期望值要有一个可以接受的范围，当患者非常担心不良反应时，我们可以在不违反原则的情况下采用替代方案，如药物减量、采用不良反应小的方案、延长治疗的间隔时间等方式。在沟通的过程中，逐渐找到目前合适的方案。

2. 沟通内容

（1）明确沟通目的：沟通之前，要确定沟通目的是什么，沟通目的不能设定多个，一次谈话确定1～2个目标比较合适，整个沟通的话题要围绕预定目标进行，如临床上怀疑胰腺癌的患者，2次穿刺都没能明确诊断。现阶段，亟待解决的问题是：接下来是再次穿刺，还是在没有病理结果的情况下进行治疗。而如果此时患者家属询问适合的化疗方案，这显然偏离沟通目的，属于无意义沟通。

（2）客观如实反映治疗效果：迄今少有能够治愈的恶性肿瘤，不同基因突变的肿瘤，使用的靶向药物不同，预后也不同，因此，医生应向患者客观如实地反映当前的治疗现状，避免夸大自己的诊疗效果。

（3）关注患者医疗费用开支：医生除了掌握患者的病情变化外，还要十分关注患者可能承受的医疗费用开支，考虑患者的实际经济承受能力。过度医疗违背了临床医学规范和伦理准则，不仅不能提高诊治价值，也增加医疗资源浪费。

（4）沟通中要留白：不要一次性把所有的内容都说出来，要给患者思考、理解、接受和沉默的时间。如患者被告知肺上的结节是恶性的，如果不留白，而是直接进入下一个话题，患者会因为缺乏理解和接受的时间而不能进行有效沟通。所以此时应当停下来，注视患者，等待他理解和提问，然后再继续谈话。

（三）非言语技巧

1. 沟通要先建立平等、信任的关系 良好的沟通首先要建立舒适、和谐的氛围，双方是平等的。在临床上，经常会遇到医生跟家属谈话时说“今天我来跟你们说一下患者的病情”，这种医生主导的谈话方式适合比较紧急或者需要快速确定治疗方案的时候，而大多数情况下，需要医患共同决策，需要适时停顿下来给患者和家属反应和提问的时间。只有这样的沟通才有利于医生及时了解患者及其家属的想法、疑问和需求。

2. 注意眼神、肢体动作 眼神既可以表达和传递情感，也可以揭示某些人格心理特征，是非言语沟通中的主要信息渠道。临床上，医务人员与患者沟通时，要注视对方，不要眼神躲闪，以此判断对方的心理状态和信息接受的程度，同时，面部表情的变化是医生获得患者情绪变化的一个重要信息来源，医生既要有善于表达情感的面部表情，也要细心体察患者的面部表情。医生身体前倾，诚恳友善地点头，可让患者觉得医生是在真心帮助他。

笔记

（四）特殊人群的沟通技巧

针对不同人群，医患沟通时的方法不同，语言也不同。

1. **肿瘤患者**　须掌握不同阶段肿瘤患者的不同心理，如否认、愤怒/抑郁/焦虑、平静，针对不同的心理问题进行针对性疏导。

2. **老年患者**　多数老年患者有“以子女为中心、不想拖累子女”的想法，可能经济条件一般、听力差、思想固执等，需要有针对性地进行沟通。

3. **儿童/言语障碍患者**　需要通过画画、讲故事、读绘本等方式进行沟通。

4. **临终患者**　生命终末期，更多需要心理关怀。

三、医患沟通实践

【案例一】关注患者情绪

患者，女性，67岁，肠癌肺转移，一般情况较差，因肿瘤进展缓慢，给予口服卡培他滨治疗。4个月前因走路不稳摔倒，导致右上肢骨折，静养3个月后骨折愈合，期间停化疗，给予肺部局部放疗。复查胸部CT，病情稳定，继续口服卡培他滨治疗。2个疗程后评估癌胚抗原（carcinoembryonic antigen，CEA）略有升高，影像学评估情况稳定，拟继续卡培他滨＋贝伐珠单抗（抗血管靶向治疗）治疗。1周前患者再次摔倒，出现左上肢骨折，此次门诊就诊需调整药物治疗。门诊医生向患者说明此次仍需停止口服化疗，贝伐珠单抗也不能使用，须继续静养，待骨折愈合后才能用药。

患者是本地人，每次就诊只有老伴跟随，身边无子女。老伴身体状态好。听到医生的处理意见后，患者说：“我这个人怎么这么麻烦，太拖累家里人了，干脆别治了，就这样吧。”此时，患者表现出了内疚、烦躁等情绪，医生可以对其进行心理疏导。医生：“抗击肿瘤本就是一条漫长且艰难的道路，您比我遇见的大部分人都坚强有毅力，已经做得很好了，这次骨折也不是您的错，您也受了不少罪，不用为此自责。而且骨折的问题也不用特别担心，因为一直以来肿瘤生长缓慢，病灶放疗后有一段时间都没再长，所以不影响整体治疗。而且您看，您还有一个这么爱您愿意陪伴您的老伴，从您老伴的态度上，我感觉他是很愿意陪着你过来的，而且他也一定希望您能按期接受治疗，开开心心地生活，不要有这么大的心理负担，如果换了是您，您也会愿意陪着他的，对吗？所以您好好接受治疗，然后可以更久地陪着他，就是对他的辛苦的最好回报了。”

针对患者自责、焦虑的心理，使用鼓励性语言安抚患者，患者情绪得到了很大程度的缓解，她老伴还专门回来给医生鞠了一躬，说明当医务人员了解患者的心理特征和内心感受，有针对性地进行沟通，会产生更积极有效的作用。

【案例二】面对情绪不良患者家属

患者，女性，70岁，老伴已去世，有3个女儿，大女儿和三女儿在国内，之前半年一直陪伴患者接受治疗，对病情相对了解。二女儿在美国工作，之前对病情了解都是通过电话和微信，最近因从大女儿处了解到母亲病情危重，已是弥留之际，辗转回国。二女儿虽然对患者病情有一定了解，但没想到病情进展如此快，而且好不容易回国，看到的却是母亲已经神志不清、难以交流，虽然已有心理准备，但还是对眼前的状况难以接受。

笔记

二女儿："我妈妈病情怎么变化这么快？是不是你们一直没有发现她病情的变化？为什么没有早一点告诉我？"

医生："您先坐下来，我知道您对您母亲的病情非常在意，跟母亲的感情也一定很深。你们这么久没见面，再见时她已经病情严重，这种情况任谁都会难以接受，我非常理解您的心情，看到她现在这样我也很难过。您这次匆忙回国，路上也一定辛苦了，先喝点水，休息一下，对于您母亲的病情有任何疑问随时可以来问我。"经过这几句话，患者情绪逐渐稳定。

有时候患者或家属的责备，并不是要医生解释，而只是一种发泄，这时可通过肢体语言对患者或其家属进行安抚，待对方平静后再进行解释。

【案例三】住院患者家庭关系调解

患者，男性，60岁，胃癌，因肿物大，进食困难，消瘦，拟静脉营养后化疗。家属陪护，但两人经常吵架，家属常在走廊哭。

患者："家属总让我吃东西，喝营养液，不吃就说我；有时候还训斥我，说我故意不配合治疗，不想好好治。"

家属："在家里的时候，他每时每刻都要我在旁边照顾，晚上只要恶心、呕吐就叫我，我一点都不能休息，也快崩溃了。到了医院还不赶紧好好配合，给他吃的喝的都不要，如果这样下去身体不是越来越差了吗？还怎么化疗？"

此时，医生可以先跟患者家属交流："我已了解您的情况，患者的治疗需要我们共同努力配合，一方面您在患者心中很重要，是他的精神支柱，对您有依赖心理，另一方面您可能因为护理强度高以及患者不配合，而感到疲惫，针对治疗和饮食方面我们医生会和患者进行沟通，请您去陪伴照顾就好，请不要责备患者。"

然后，医生再跟患者交流："她关心您吃东西，关心您的病情，出发点是好的。不想吃、喝可以找我们来沟通，我们会根据您的情况来判断是否需要更换治疗计划。她那么着急，也是希望您能更好地面对化疗。您有想说的话要说出来，我相信您内心一定是对她感激的，也会感到抱歉，这些您要告诉她才行。"

最后，医生与患者和家属一起沟通，患者向家属表达了感激、内疚的想法，家属也道歉。后来两人和好，该患者每次住院都怀揣着感激之情。

以上3个案例将沟通的方法展示给大家。良好的医患沟通需要我们掌握沟通的基本原则和要素，医患沟通的内容与形式、表达与方法、技巧与效果都与心理学存在着密切的关系，如了解患者说话的心理，通过共情的方式予以沟通。当我们掌握了沟通技巧后，很多难题会迎刃而解。最后还要强调一点，沟通的方法虽然很多，但都要建立在医患双方愿意沟通的基础上，通过付出时间和精力来帮助患者和家属，这才是沟通的根本，这样既满足了患者的需求，也同时使医患关系变得和谐。

参考文献

[1] 中华人民共和国国家卫生健康委员会医政医管局. 原发性肝癌诊疗规范（2019年版）[J]. 肝癌电子杂志，2020，7（1）：5-23.

[2] 中华医学会肠外肠内营养学分会. 肿瘤患者营养支持指南[J]. 中华外科杂志，2017，55（11）：801-829.

[3] 临床营养项目专家工作组，秦环龙，石汉平，等. 特殊医学用途配方食品（FSMP）临床管理专家共

识（2021版）[J]. 中国医疗管理科学，2021，11（4）：6.
[4] 王锦帆. 医患沟通 [M]. 2版. 北京：人民卫生出版社，2018.
[5] 石汉平，李薇，齐玉梅，等. 营养筛查与评估 [M]. 2版. 北京：人民卫生出版社，2014.
[6] Elena，álvaro Sanz，Marga，et al. Nutritional risk and malnutrition rates at diagnosis of cancer in patients treated in outpatient settings：Early intervention protocol [J]. Nutrition（Burbank，Los Angeles County，Calif.），2018，57：148-153.
[7] Kevin，Phan，Vignesh，et al. Comparison of Narrowband UV-B With Psoralen-UV-A Phototherapy for Patients With Early-Stage Mycosis Fungoides：A Systematic Review and Meta-analysis [J]. JAMA dermatology，2019，155（3）：335-341.
[8] Lyu N，Wang X，Li JB，et al. Arterial Chemotherapy of Oxaliplatin Plus Fluorouracil Versus Sorafenib in Advanced Hepatocellular Carcinoma：A Biomolecular Exploratory，Randomized，Phase Ⅲ Trial（FOHAIC-1）[J]. Journal of Clinical Oncology，2022，40（5）：468-480.

笔记

彩色插图

（图片序号同正文）

笔记

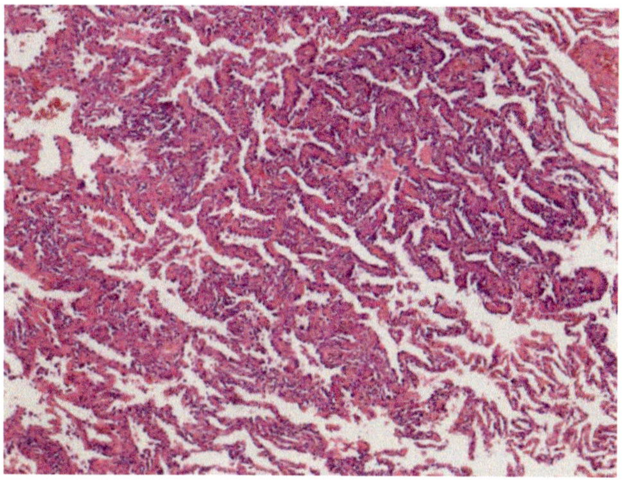

图2-2-6　肺不典型腺瘤样增生病理表现

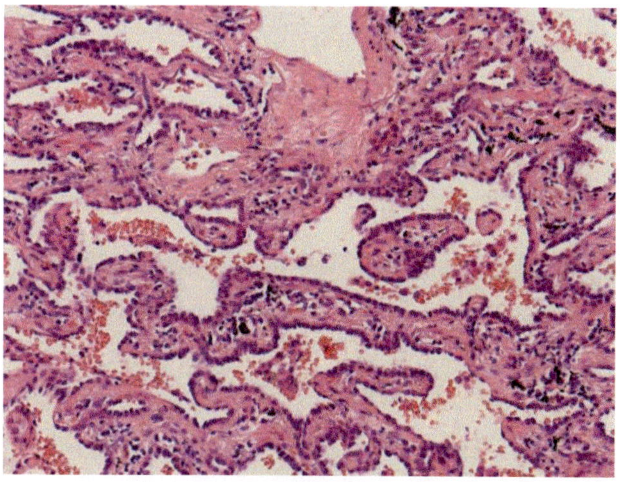

图2-2-7　肺原位腺癌病理表现

☞笔记

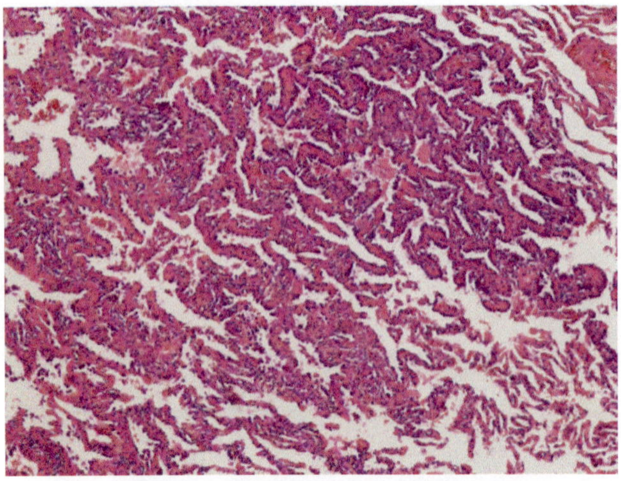

图2-2-8　侵袭性肺腺癌病理表现

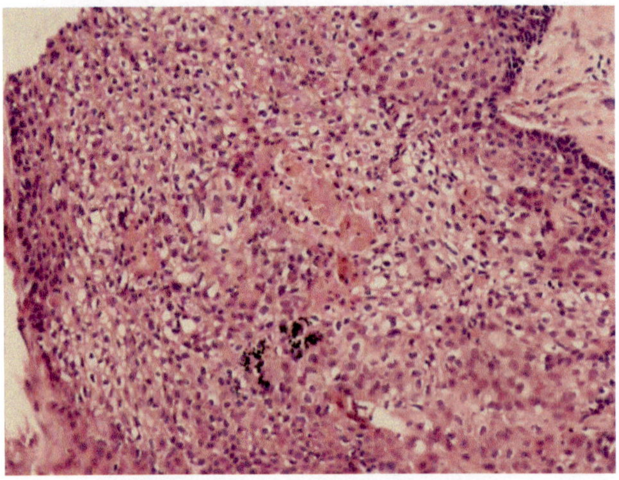

图2-2-9　肺鳞状细胞癌病理表现

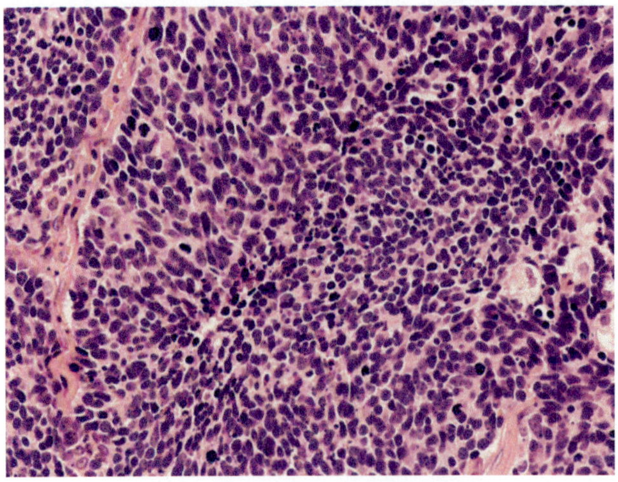

图2-2-10　小细胞肺癌病理表现

笔记

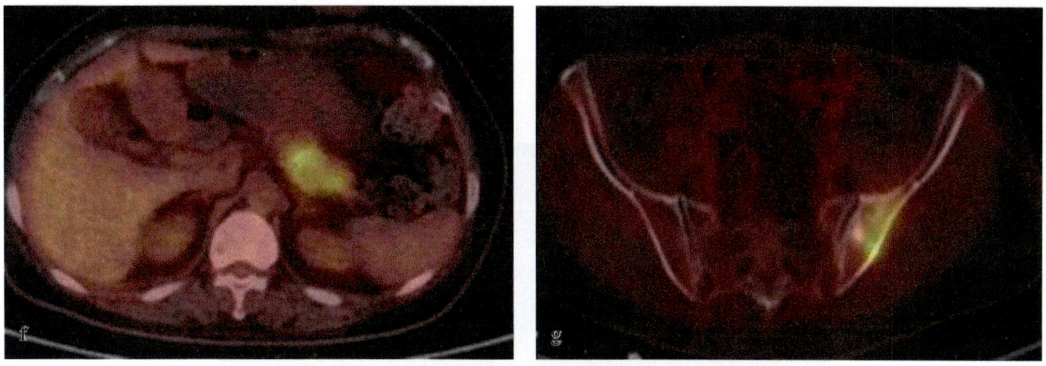

图2-3-2　胰腺癌多发转移显像

注：f.腹腔淋巴结转移PET-CT横断面显像；g.左髂骨转移PET-CT横断面显像

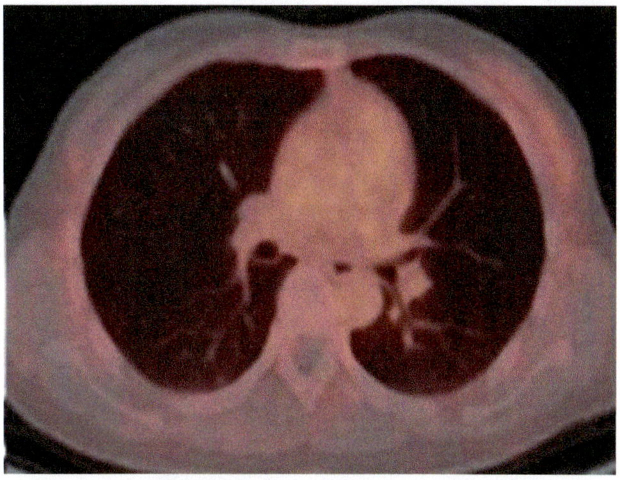

图2-3-3　右肺陈旧性病变PET-CT横断面显像

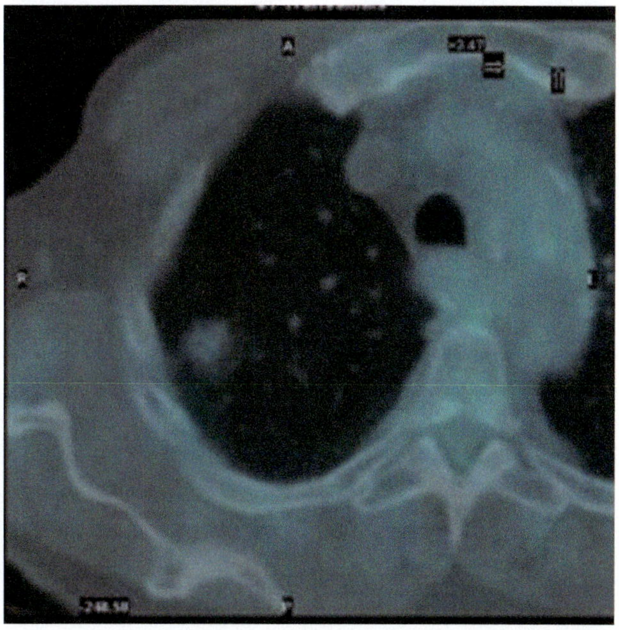

图2-3-4　右上肺细支气管肺泡癌PET-CT横断面显像

☞笔记

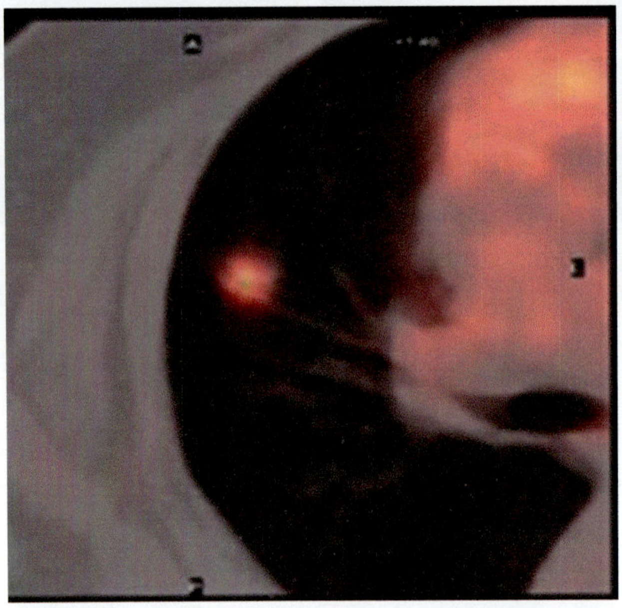

图 2-3-5　右肺腺癌伴肺泡癌 PET-CT 横断面显像

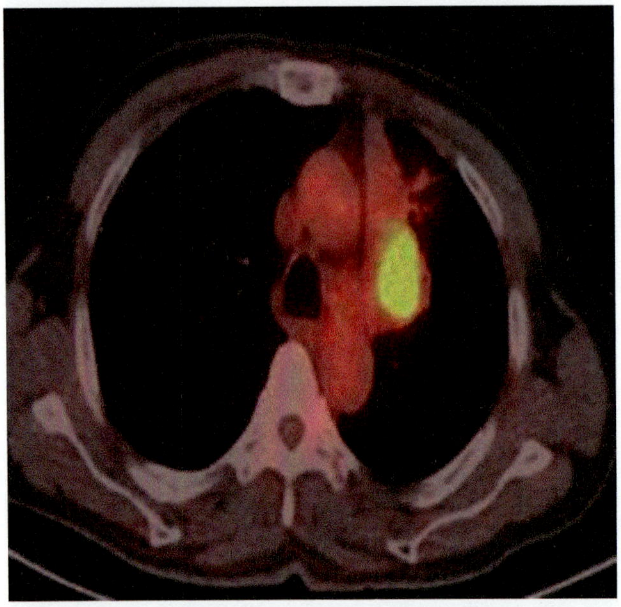

图 2-3-6　肺癌伴肺不张 PET-CT 横断面显像

笔记

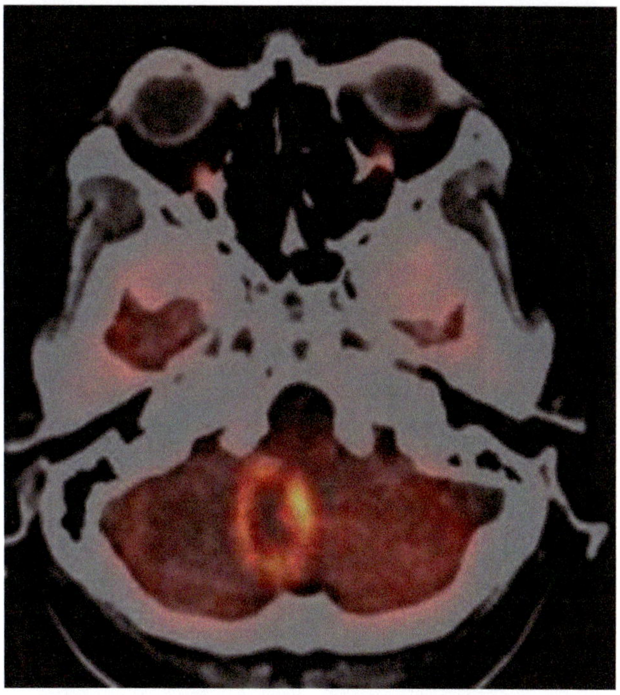

图2-3-7　卵巢癌小脑转移PET-CT横断面显像

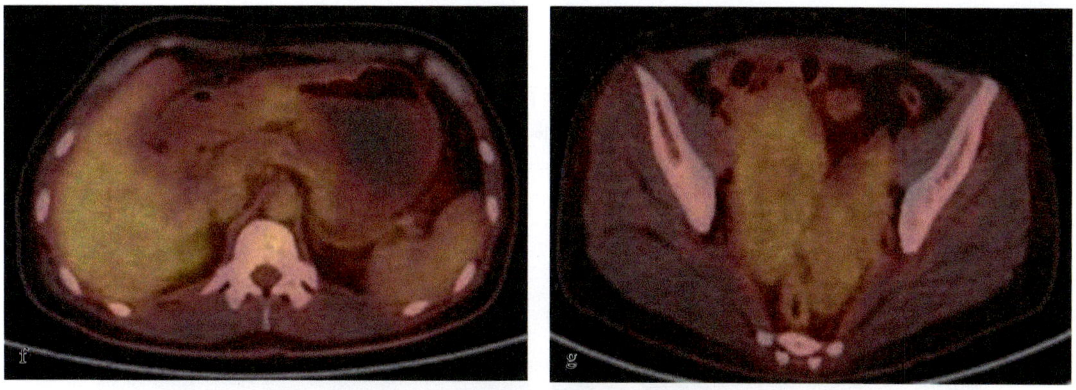

图2-3-8　胃癌伴双附件转移显像

注：f. 胃部肿物PET-CT横断面显像；g. 双附件转移PET-CT横断面显像

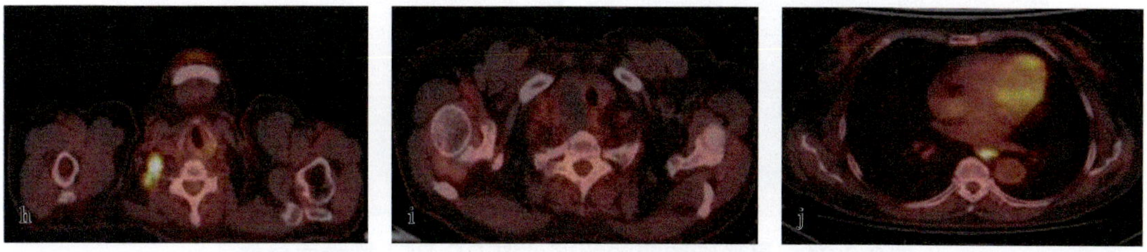

图2-3-12　食管中分化鳞状细胞癌显像

注：h. 右锁骨上淋巴结转移PET-CT横断面显像；i. 右侧不典型甲状旁腺瘤PET-CT横断面显像；j. 食管肿物PET-CT横断面显像

笔记

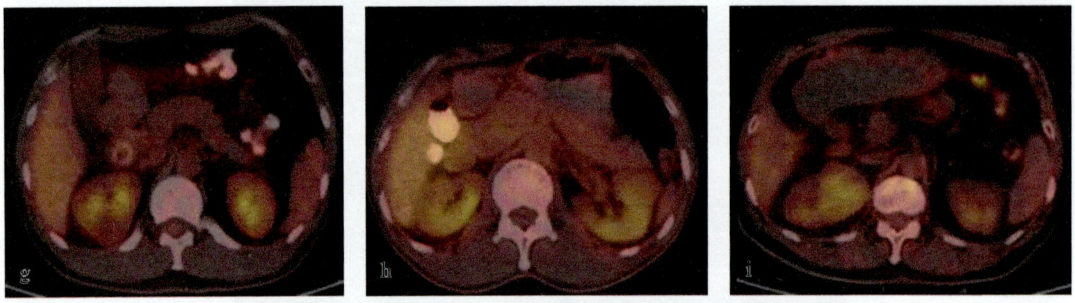

图2-3-17 肾透明细胞癌Ⅰ、Ⅱ和Ⅲ级显像

注：g.肾透明细胞癌Ⅰ级PET-CT横断面显像；h.肾透明细胞癌Ⅱ级PET-CT横断面显像；i.肾透明细胞癌Ⅲ级PET-CT横断面显像

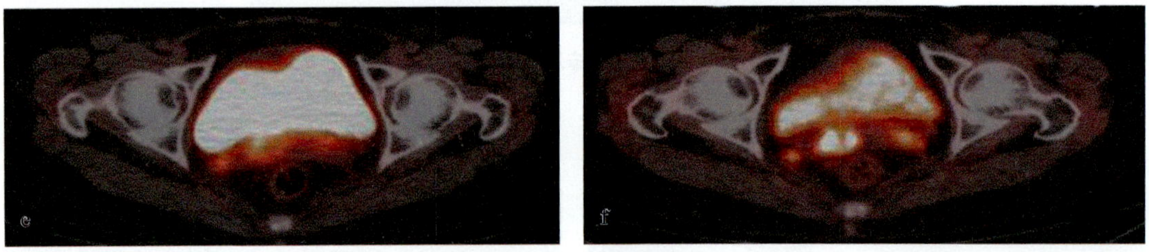

图2-3-18 宫颈癌显像

注：e.宫颈癌PET-CT横断面常规显像；f.宫颈癌PET-CT横断面延迟显像

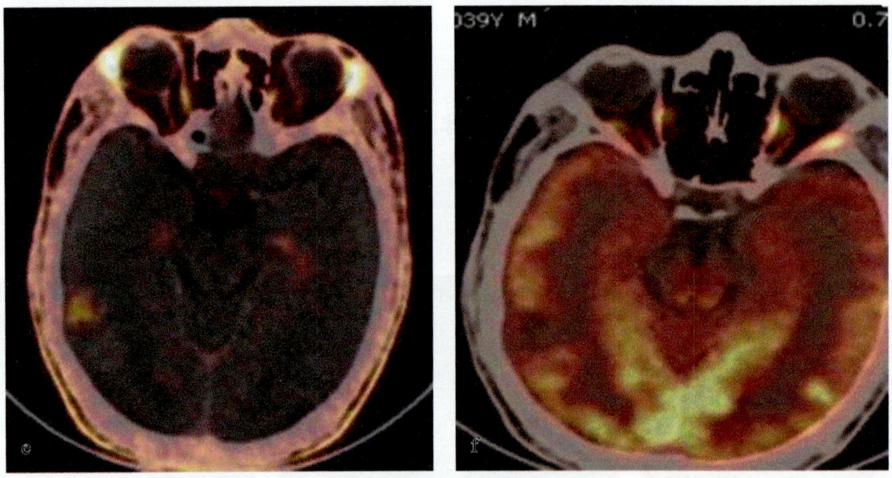

图2-3-21 星形细胞瘤的胆碱、^{18}FDG PET横断面显像

注：e.^{18}F-胆碱PET-CT横断面显像；f.^{18}FDG PET-CT横断面显像

☞笔记

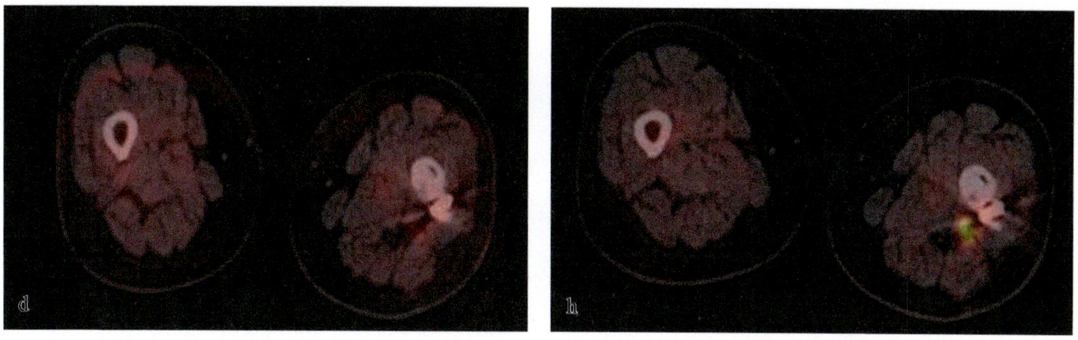

图2-3-22　TIO的 ^{18}FDG和 ^{68}Ga-DOTA-TATE PET显像

注：d.双侧大腿 ^{18}FDG PET-CT横断面显像；h.双侧大腿 ^{168}Ga-DOTA-TATE PET-CT横断面显像

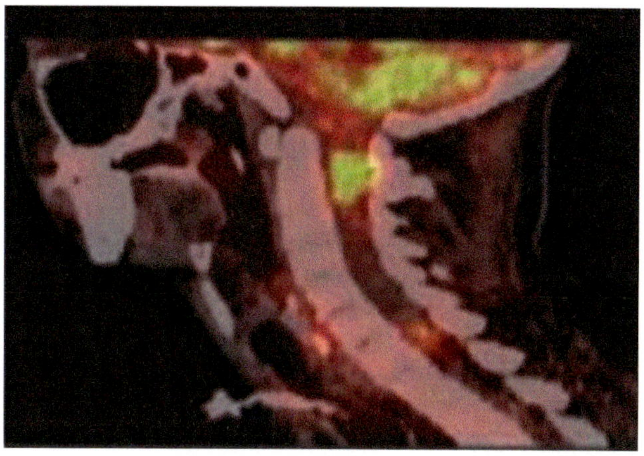

图2-3-23　间变性大细胞淋巴瘤PET-CT矢状面显像

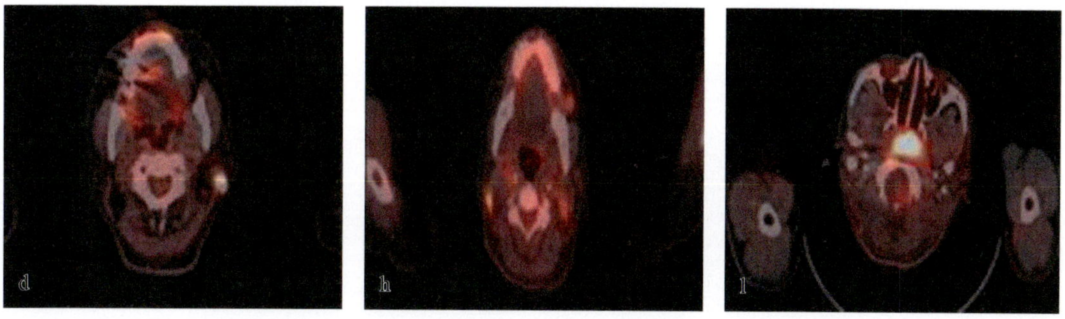

图2-3-24　Ⅱa和Ⅱb推荐的淋巴瘤 ^{18}FDG PET显像

注：d.低级别FL PET-CT横断面显像，累及颈部淋巴结；h.MCL PET-CT横断面显像，累及颈部淋巴结；l.MALT淋巴瘤PET-CT横断面显像，累及鼻咽部